区域医学检验质量同质化建设与管理

Homogeneity Construction and Management
of Regional Medical Test Quality

主　审　关　明　倪培华

主　编　龚　倩　侯彦强　王　青

副主编　董志武　邓　芳　张春燕　蒋浩琴

人民卫生出版社
·北　京·

图书在版编目（CIP）数据

区域医学检验质量同质化建设与管理 / 龚倩，侯彦强，王青主编. —北京：人民卫生出版社，2023.6
ISBN 978-7-117-34995-6

Ⅰ. ①区… Ⅱ. ①龚… ②侯… ③王… Ⅲ. ①临床医学 – 医学检验 – 质量管理 Ⅳ. ①R446.1

中国国家版本馆 CIP 数据核字（2023）第 114116 号

人卫智网	www.ipmph.com	医学教育、学术、考试、健康，购书智慧智能综合服务平台
人卫官网	www.pmph.com	人卫官方资讯发布平台

区域医学检验质量同质化建设与管理
Quyu Yixue Jianyan Zhiliang Tongzhihua Jianshe yu Guanli

主　　编：龚　倩　侯彦强　王　青
出版发行：人民卫生出版社（中继线 010-59780011）
地　　址：北京市朝阳区潘家园南里 19 号
邮　　编：100021
E - mail：pmph @ pmph.com
购书热线：010-59787592　010-59787584　010-65264830
印　　刷：天津画中画印刷有限公司
经　　销：新华书店
开　　本：889 × 1194　1/16　　印张：10
字　　数：282 千字
版　　次：2023 年 6 月第 1 版
印　　次：2023 年 7 月第 1 次印刷
标准书号：ISBN 978-7-117-34995-6
定　　价：45.00 元

打击盗版举报电话：010-59787491　E-mail：WQ @ pmph.com
质量问题联系电话：010-59787234　E-mail：zhiliang @ pmph.com
数字融合服务电话：4001118166　　E-mail：zengzhi @ pmph.com

编者 （以姓氏笔画为序）

马慧敏　上海市第六人民医院金山分院

王　青　上海市临床检验中心

王金金　复旦大学附属中山医院青浦分院

王钰婷　复旦大学附属华山医院

邓　芳　中国科学技术大学附属第一医院
　　　　（安徽省立医院）

朱　俊　上海市临床检验中心

朱　晶　复旦大学附属中山医院

刘向禄　上海市第六人民医院金山分院

江　叶　上海昆涞生物科技有限公司

孙　力　上海市第六人民医院金山分院

孙永梅　安徽省肿瘤医院

李炜煊　广东省佛山市第一人民医院

杨　雪　上海市临床检验中心

吴　赟　安徽省临床检验中心

宋斌斌　上海蔚一信息技术有限公司

张春燕　复旦大学附属中山医院

陈洪卫　上海交通大学医学院附属松江医院（筹）

周佳烨　复旦大学附属中山医院厦门医院

郑　冰　上海交通大学医学院附属仁济医院

郑　辉　中国科学技术大学附属第一医院
　　　　（安徽省立医院）

郑腾龙　上海蔚一信息技术有限公司

侯彦强　上海交通大学医学院附属松江医院（筹）

俞宛君　复旦大学附属中山医院青浦分院

娄　娇　上海市临床检验中心

娄晓丽　上海交通大学医学院附属松江医院（筹）

徐　蓉　上海市临床检验中心

徐倩倩　复旦大学附属华山医院

徐黎明　复旦大学附属中山医院青浦分院

徐黎明　复旦大学附属华山医院

龚　倩　复旦大学附属中山医院青浦分院

彭　荣　复旦大学附属中山医院青浦分院

彭　亮　上海交通大学医学院附属松江医院（筹）

董志武　上海交通大学医学院附属第九人民医院
　　　　黄浦分院

蒋玲丽　上海市临床检验中心

蒋浩琴　复旦大学附属华山医院

学术秘书

陈　宁　上海交通大学医学院

陈洪卫　上海交通大学医学院附属松江医院（筹）

王金金　复旦大学附属中山医院青浦分院

徐黎明　复旦大学附属中山医院青浦分院

序

2022 年 2 月，国家卫生健康委员会、国家中医药管理局、国家医疗保障局、中央军委后勤保障部卫生局联合印发了《关于印发医疗机构检查检验结果互认管理办法的通知》（国卫医发〔2022〕6 号），要求以保障质量安全为底线，以质量控制合格为前提，以降低患者负担为导向，以满足诊疗需求为根本，以接诊医师判断为标准的原则，开展检验结果的互认工作。

临床实验室对来自人体的材料进行血液和体液学、生物化学、免疫学、微生物学、分子生物学等检验，其检验结果在临床疾病的诊断、鉴别诊断、疗效监测、预后判断等方面起重要作用。《关于印发医疗机构检查检验结果互认管理办法的通知》要求对标有全国或本地区互认标识的检验结果予以互认。同时，鼓励医务人员结合临床实际，在不影响疾病诊疗的前提下，对其他检验结果也予以互认。

医学检验质量同质化是开展互认工作的基础。对临床实验室来说，就是要有完善的检验项目质量评价指标和质量管理要求，要定期参加质量评价工作，要不断提升检验质量。医学检验质量同质化包括质量管理体系要同质化、检验项目要同质化、仪器设备和试剂耗材要同质化、室内质量控制要同质化、室间质量评价要同质化、检验报告要同质化、数据信息要同质化，以实现检验结果的互联互通，达到互认共享的目的。同时，相关组织和部门要加强检验能力建设，定期开展人员培训、现场检查、结果监控等工作，定期抽查检验质量情况。

本书围绕医学检验项目的同质化建设与管理，介绍了区域医学检验的管理要求和实践经验，以加大医疗质量控制力度，提高检验同质化水平，避免过度诊疗、过度检查，减轻人们就医负担，改善人们就医体验。

2023 年 5 月

医学检验结果作为重要的诊断和辅助诊断指标，其准确性直接影响临床诊疗方案的制订。因此，推动医学检验质量同质化建设有助于实现医学检验结果互认。

本书从区域医学检验质量同质化建设与管理体系出发，涉及临床血液和体液学、临床生物化学、临床免疫学、临床微生物学、临床分子生物学等检验项目的同质化管理。每章具体内容包括医学检验质量同质化管理的现状、项目选择原则及具体要求、同质化的实施方案、同质化的风险管理等。本书还列举了临床实践中同质化管理的案例，具体问题具体分析，并提出解决方案，便于读者理论联系实践。

在本书编写过程中，得到各编委所在单位的大力支持，在此表示衷心的感谢！由于编者经验有限，书中难免存在不足之处，恳请各位专家和读者批评指正，以便再版时改进和完善。

龚倩　侯彦强　王青

2023 年 5 月

目录

绪论

第一节　同质化相关概念与建设背景

一、同质化相关概念

1. **医学检验结果**（medical test results，MTR）　是指对来自人体的材料进行生物学、微生物学、免疫学、化学、血液免疫学、血液学、生物物理学、细胞学等检验后所得到的数据信息。

2. **医学检验质量同质化**（homogeneity of medical test quality，HMTQ）　指同一医学检验项目在实验室间的检验质量趋于一致，以支持疾病的正确诊断、治疗和预后判断，有助于检验结果互认。

3. **医学检验结果互认**（mutual recognition of medical test results，MRMTR）　指不同医疗机构间指定检验项目结果的互相认可，其以医疗机构实验室检验检查结果一致性为基础，临床医生基于不同来源检验结果做出医疗决策的过程。

二、医学检验质量同质化的建设背景

医学检验是医疗服务中的一项重要内容，检验质量同质化是实现检验结果互认的基础。就检验医学而言，实现医疗机构间检验结果互认，有助于优化配置医疗资源，减少重复检验，提高诊疗效率，改善就医体验。

自 2006 年国家卫生部发布《关于医疗机构间医学检验、医学影像检查互认有关问题的通知》（卫办医发〔2006〕32 号），时至 2022 年 2 月国家卫生健康委员会、国家医疗保障局、国家中医药管理局、中央军委后勤保障部卫生局联合发布《关于印发医疗机构检查检验结果互认管理办法的通知》（国卫医发〔2022〕6 号）（以下简称"互认管理办法"），标志着我国对医学检验结果互认提出了更高、更明确的要求。此外，与医学检验质量同质化和结果互认相关的文件还有《中共中央　国务院关于深化医药卫生体制改革的意见》（中发〔2009〕6 号）、《国务院办公厅印发关于县级公立医院综合改革试点意见的通知》（国办发〔2012〕33 号）、《国务院办公厅关于推进分级诊疗制度建设的指导意见》（国办发〔2015〕70 号）、《医疗质量管理办法》（中华人民共和国国家卫生和计划生育委员会令第 10 号）、《国务院办公厅关于推进医疗联合体建设和发展的指导意见》（国办发〔2017〕

32 号）、《关于印发进一步改善医疗服务行动计划（2018—2020 年）的通知》（国卫医发〔2017〕73 号）、《关于印发 2019 年深入落实进一步改善医疗服务行动计划重点工作方案的通知》（国卫办医函〔2019〕265 号）、《关于进一步加快提高医疗机构新冠病毒核酸检测能力的通知》（联防联控机制综发〔2020〕204 号）、《关于进一步规范医疗行为促进合理医疗检查的指导意见》（国卫医发〔2020〕29 号）等。

多年来，我国各地在检验结果互认实施中举步维艰，主要体现在：①健康大数据尚未普及，患者很难完整保存所有检验结果，医生也无法完全了解患者长期以来的病史，患者不得不重复检验。②医学检验结果大范围互认无法通过先进的信息化网络实现共享，造成检验结果互认无法落实。③在我国医疗体系中普遍存在医学检验资源分布不均、利用效率低下等问题，各级医院检验结果质量参差不齐，同质化水平低，可信度遭临床质疑，导致医学检验结果难以互认。④在临床实际工作中，并非所有检验项目都能互认，尤其是一些具有时效性的检验项目，往往以实时检验辅助临床诊断，而之前的检验结果仅供参考。因此，全面推进医学检验结果互认，首先要进行检验质量同质化建设与管理。

第二节　医学检验质量同质化实施的现状

自 2006 年我国推行检验结果互认政策以来，各地方积极探索和参与检验结果同质化的建设与管理。在这个过程中，涌现出了许多典型模式，如京津冀鲁互认模式、上海互联互通互认模式、四川华西医学检验联盟模式、上海区域医学检验中心松江模式、广东佛山网格化互认模式、长三角一体化区域检验联盟上海青浦模式等。这些模式都在不同程度上促进了检验结果的同质化和互认，为医疗卫生的发展做出了积极贡献。

一、京津冀鲁互认模式

医学检验结果互认的基础是各医疗机构实验室质量和技术要达到同质化标准，检验结果具备可比性。2016 年，为保障检验结果质量，北京市、天津市、河北省（简称"京津冀"）三地的卫生和计划生育委员会组织当地医学检验质控中心与临床检验中心共同开展结果互认实施和质量控制，成立京津冀地区检验结果互认工作专家委员会，确定了纳入临床检验结果互认的标准要求，指导各地开展人员培训、现场检查、室内质量控制（internal quality control，IQC）数据网报、结果监控、盲样检测等工作。同时还组织专家制定了《京津冀区域互认实验室质量与技术要求（试行）》和《京津冀地区临床实验室室间质量评价协作方案》，作为试点工作的技术指导规范和工作指南。

2016 年 10 月 1 日，京津冀地区首批 132 家医疗机构试行临床检验结果互认，包括北京市 69 家、天津市 37 家、河北省 26 家医疗机构和医学检验机构，互认检验项目共 27 项［医学实验室最为常用、有质量标准、有室间质量评价（external quality assessment，EQA）、易于标准化，且有一定地方互认工作基础的检验项目］。京津冀地区符合结果互认条件的医疗机构将在检验结果报告单相应检验项目名称前增加"★"标识，以示检验结果互认。接诊医疗机构将对报告单中互认的检验结果予以认可，在不影响疾病诊断、治疗的情况下将不再进行重复检验和其他检查。2017 年，山东省加入京津冀检验结果互认区域范围，至 2020 年京津冀鲁地区临床检验结果互认项目达到 43 个，542 家医疗机构的临床检验结果实现互认。为使合作达到更大范围，在确保检验结果同质化的基础上，该模式计划逐步扩大互认项目和互认医疗机构范围。

实施京津冀鲁临床检验结果互认的医疗机构应具备：①医疗机构实验室经当地省级临床检验质量控制中心现场检查达到合格标准，中国合格评定国家认可委员会（China National Accreditation Service for Conformity Assessment，CNAS）认可且在有效期内的实验室可免检；②参加室间质评活动，互认项目最近一年成绩达到"合格"或"满意"；③按规定报送互认项目的室内质控数据，精密度符合《京津冀区域互认实验室质量与技术要求（试行）》要求；④参加盲样测试活动，且成绩合格。此外，京津冀鲁区域互认系统实施动态管理，建立退出机制，对于在互认工作实施后出现临床检验质量和管理不符合互认要求等情形的医疗机构，将根据情况督促其进行整改或取消其检验结果互认医疗机构资格。

京津冀鲁推行检验结果互认有助于缩短患者等待时间，节约医疗费用，提高医学检验诊疗效率，为四地医疗水平同质化迈出重要步伐。

结果互认并不等于拒绝复检，存在以下情况时接诊医疗机构仍需对有关互认项目进行复查：①在疾病发展过程中临床检验结果容易产生较大幅度变化且对疾病诊断影响较大的；②既往临床检验结果的时效性难以为疾病的诊断提供参考价值的；③其他特殊情况有必要进一步复检的。

二、上海互联互通互认模式

为有效利用卫生资源、减少重复检查、切实减轻患者负担，2019年11月，上海市卫生健康委员会和申康医院发展中心试点在上海交通大学医学院附属瑞金医院、复旦大学附属华山医院、复旦大学附属中山医院等37家医疗机构实行部分医学检验项目互联互通互认，并逐步向区级公立医疗机构拓展。试点要求凡属于互认项目且质量达标者，其检验检查结果在医疗机构间均具有互认性，以促进医学检验的同质化和标准化，实现实时查阅和互认共享。同时，检验检查结果互认在遇到以下情况时，应按照诊疗常规进行复查：①因病情变化，已有的检验检查结果难以反映患者当前实际病情；②检验检查结果与疾病发展关联程度高、变化幅度大；③重新复查检验检查项目对治疗措施选择意义重大（如手术等重大医疗措施前）；④原检验检查结果与病情明显不符；⑤急诊、急救等抢救生命的紧急状态下；⑥患者或其家属要求进一步复查；⑦其他情形确实需要进行复查的。此外，为方便市民自行查询检验检查结果，已实现互联互通互认的医学检验项目由"上海健康云"进行整合，并支持"一网通办""随申办""市民云"等平台的线上自助查询检验检查结果服务。

不同医疗机构间检验检查质量的同质化是推进结果互认的重要前提和基础。为此，上海市卫生健康委员会研究制定了本市医疗机构临床实验室质量管理规范，从管理制度、岗位职责、操作规范、结果报告等环节进行统一与规范，使其质量均达标。

在确保医疗质量和安全的前提下，2020年底上海市已实现市、区两级公立医疗机构间部分医学检验结果的互联互通互认，做到实时查阅、互认共享，切实减少不必要的重复检验检查，进一步简化患者就医环节、缩短等候时间、降低诊疗负担。

三、四川华西医学检验联盟模式

为落实国家"发展和谐包容医联体、构建共享共赢生态圈"为主题的分级医疗政策，2014年11月，四川大学华西医院秉承"分级诊疗、和谐发展、共享共赢"理念，在成都市主城区内试点发展联盟社区医疗机构，建立华西城市社区联盟，发挥医院与联盟社区卫生服务中心之间的桥梁纽带作用，积极推动、落实华西城市社区联盟的建立与发展，探索建立上下联动的"N+1+n"（即临床科室－分级诊疗暨双向转诊办公室－基层医疗机构）联盟管理服务模式，"医院－区域"协同畅通转诊通道，服务转诊患者。四川大学华西医院首批先与 31 家社区卫生服务中心签订双向转诊协议，助推社区首诊、双向转诊。此后联盟成员机构数量以每年 10% 左右比例稳步增长，截至 2021 年底，联盟成员单位达 114 家，涵盖社区卫生服务中心、乡镇卫生院以及区属医院，覆盖成都市内三圈层 12 个区、4 个县级市和 3 个县，辐射四川省德阳、巴中、宜宾、南充、泸州、茂县和乐山等地区。在此期间，四川大学华西医院与成华区深度合作，探索以成华为例的"华西－城市区域医疗服务联盟"，推行"政府统筹，院长、区委区领导挂帅"符合中心城区实际的全景化紧密型医联体合作模式，在人才互通、信息共享、技术支持、检查互认、处方流转、服务衔接、远程诊疗等方面深度合作，助推基层医疗机构发展，提高医联体内人才服务能力，提升基层居民就医获得感。

城市医疗服务联盟是四川大学华西医院在松散型医联体基础上推行的具有城市区域特色的紧密型医联体运营新模式，联盟以基层医疗卫生服务网络为基础，大型医院优质医疗资源为依托，推进区域优质医疗资源合理配置与共享，有效减少医疗资源浪费，提升区域内基层医疗机构服务能力，实现双方"人员互通、医疗互通、信息互通"，为社区居民提供优质、便捷、高效的医疗卫生服务，这是分级诊疗政策落地的切实举措，有利于分级诊疗政策的落实，实现"小病在社区、大病到医院、康复回社区"的医疗模式新局面。

为推进医学检验质量同质化，四川大学华西医院全面开展区域检验质量控制工作，通过专家下沉技术指导和质量控制管理，改进检验项目结果比对策略，建立检验质量控制长效机制，培养社区检验技术人才以及构建信息服务平台，优化区域检验流程，进一步为检验结果互认奠定基础。

四、上海区域医学检验中心松江模式

区域医学检验中心是指运用先进的信息系统、物流系统在一定区域范围内建立为区域内各级医疗机构提供临床检验服务的医学实验室，在区域内实现检验资源共享、检验质量同质化、服务标准化和结果互认。2011 年，上海市松江区依托区属医院检验科成立了上海市首家公立性质的区域医学检验中心，负责承接辖区 16 家社区卫生服务中心、6 家二级医院和 1 家三级医院的临床检验工作，旨在重点解决一级医院和部分二级以上医院的检验能力提升问题。在区域检验项目分配设置上，一级医院检验科保留"三大常规"（即血液常规检查、尿液常规检查、粪便常规检查）和即时检验（point-of-care testing，POCT）项目；二级以上医院继续发挥主体检验作用，仅将无条件开展、样本体量小、成本高的检验项目委托区域医学检验中心检测。为实现检验结果同质化，松江区域医学检验中心采取 EQA、IQC、实验室间比对、室内质控室间化、检验技术指导与帮扶、临床医生下基层、外院检验人员轮流到中心工作学习、发放检验手册与指导卡片、ISO 15189 认可、质量督查、业务培训与考核、集约化检验、统一信息系统与项目、统一采样耗材与标准、统一样本处理等系列举措，做到检验报告"一单通"，实现区域医学检验质量同质化和结果互认。

五、广东佛山网格化互认模式

实施临床检查检验结果互认有利于促进医疗资源整合利用，提高医疗服务体系整体效率，规范医疗行为，控制医疗费用不合理增长。在广东省卫生健康委员会和省临床检验中心的支持下，2019 年 3 月，佛山市建立临床检查检验结果互认技术平台，有效推动了临床检查检验结果的区域互认，

实现了实验室实时质控，助力区域医学检验高质量发展。

强化质量控制，提高同质化水平，是实现区域检查检验结果互认的基本要求之一。佛山市通过建设检查检验结果互认技术平台，对各医疗机构实验室质控数据进行实时监测、统计分析和比对评价，并实时反馈质控结果，督促各医疗机构对偏倚的结果及时进行处理和纠正。该平台解决了不同医疗机构在检验仪器、检验方法、人员素质、实验室管理等方面存在差异的难题，将检验结果互认制度建立在科学、专业、规范的质量控制基础之上。同时，佛山市各医疗机构安装了统一的临床检验质量管理软件，纵向连接国家、省和市级临床检验中心质控系统，横向覆盖全市各级医疗机构，组成数据互通互认评价体系。截至 2022 年 2 月，已有 69 家医疗机构接入平台，覆盖全市 90% 的二级及以上医院。

"佛山模式"运用互联网和大数据分析技术，使佛山市通过落实"四个一"工作（即搭建"一张技术网络"、制订"一个质量标准"、公布"一批互认项目"、落实"一项互认制度"），推动了医疗机构检验质量的整体提高，促进佛山市医学检验质量同质化。为推动检查检验结果互认制度落地，佛山市出台《推进临床检查检验结果互认工作实施方案》，推出了一系列措施：①加强医疗设备配置和使用监管，推动医疗资源共享和同质化管理，健全管理制度，规范诊疗行为，推进医疗信息互联互通，严格执行医疗卫生行风建设"九不准"等；②建立检查检验互认技术平台质量标准和互认规则，要求接入平台的医疗机构做到项目室间质评成绩≥ 80%；③室内质控精密度达标率达 100%，失控纠正率达 100%，工作日上报率达 100%；④适时公布和标识符合互认质量标准的医疗机构及检验项目，经过佛山市临床检验中心评价合格的检验结果，可在全市区域内实行互认，这为临床医生运用检验结果提供了可靠的技术支撑。截至 2021 年 12 月，佛山市已公布 64 家医疗机构共 54 个医学检验项目（如血常规、尿常规、肿瘤指标等）实行区域互认，并发放有效期为 1 年的互认证书。此外，佛山市检查检验结果互认技术平台逐步向基层医院和民营医院延伸，以提升区域内整体检验质量水平。

佛山市通过建设检查检验结果互认技术平台，有力推动了全市医疗机构临床检查检验能力建设，促进了医学检验质量同质化，为人们提供更安全、更便利的优质医疗服务。

六、长三角一体化区域检验联盟上海青浦模式

为探索区域医疗同质化建设，2015 年，上海市青浦区成立了区域医学检验中心，居民在家门口社区卫生服务中心即可享受区域内同等优质医学检验服务，取得良好社会效应。2020 年，青浦区区域医学检验中心开始逐步推进临床检验质量同质化管理平台的建设，目前已有 12 家社区卫生服务中心的检验科加入质控监管平台，该平台可以实现医学实验室检验全过程质量数据的实时采集、实时评价、智能化失控告警、累积性能偏倚预警等功能，旨在持续改进检验质量。

2021 年 5 月，为贯彻长三角一体化建设国家战略，推动长三角检验医学一体化发展，来自上海、江苏、浙江、安徽等地的 35 家医疗机构检验科共同建立长三角一体化区域检验中心检验联盟。联盟旨在通过临床检验质量同质化数据管理平台，远程指导各联盟单位开展质量控制工作，未来有望通过大数据、人工智能（artificial intelligence，AI）、远程会诊、实地参与临床工作等形式，对联盟单位进行临床实践和理论知识方面的技术指导，推动长三角检验医学服务向规范化、同质化、品牌化和国际化方向发展。

长三角一体化区域检验中心检验联盟的成立，代表着沪、苏、浙、皖四地正式纳入同质化的医疗质量管理体系，通过建立统一的长三角医学检验质量控制标准，使检验结果同质化，助力医学检

验互通互认，减少重复检查，降低医疗费用，减少患者就诊时间。此外，通过进一步规范检验人员的培训与考核，可做到规范培养"一体化"。长三角一体化区域检验中心检验联盟成立后，沪、苏、浙、皖将共同努力，围绕临床检验质量控制工作，秉承质量为先、规范至上的原则，协作共赢、信息共享，为人们提供更加可靠、优质、高效的医学检验服务。

第三节　医学检验质量同质化建设内容及意义

医学检验质量同质化是提高医疗资源利用率，降低人们就医负担，确保医疗质量和安全的有效举措，也是医疗机构间实现检验结果互认的前提和保障。医学检验质量同质化建设内容可分为管理和技术两大方面，涉及临床血液和体液学、临床生物化学、临床免疫学、临床微生物学、临床分子生物学五个专业。

一、医学检验质量同质化建设的内容

医学检验质量同质化建设的内容可从管理和技术两大方面着手。

（一）管理方面

管理是对组织的资源进行有效整合以达到既定目标与责任的动态创造性活动。医学检验质量同质化需要一整套系统的管理来保证。为了确保医疗机构间检验结果达到同质化水平，各实验室应建立完善的质量管理体系，涉及组织和管理责任、文件控制、服务协议、受委托实验室的检验、外部服务和供应、咨询服务、投诉的解决、不符合项的识别和控制、纠正措施、预防措施、评估和审核、管理评审、实验室认证与认可等方面。此外，政府、卫生主管部门和医院应加强医学检验质量同质化的组织与管理，制定相关行业标准，出台具体措施，建立安全风险防范与规避机制。

（二）技术方面

医学检验结果的同质化受人员、设施和环境条件、实验室设备、试剂和耗材、检验前过程、检验程序和分析系统、检验结果的质量保证、检验后过程、结果报告与发布、信息化与智能化建设等诸多因素的影响，因此实验室应考虑这些因素，设计关键控制点，确保检验结果准确、可靠。

二、医学检验质量同质化建设的意义

医学检验质量同质化建设具有十分积极的意义。

（一）医学检验质量同质化是结果互认的前提和基础

目前，我国不同级别医疗机构存在检验能级差异，质控标准不一，人员素质不均，检验试剂、方法和设备不统一，项目生物参考区间各异等问题，医学检验结果异质化严重。从医疗质量与安全角度出发，医疗机构间医学检验结果互认的实现需要建立在各医学机构医学检验结果可比的基础上。

（二）医学检验质量同质化使实验室受益

医学检验质量同质化可以使实验室受益，主要体现在：①提高实验室的管理水平。通过规范实验室的操作流程和质量控制标准，从而提高实验室的管理水平和效率。②降低误差率。同质化可以对实验室出具的结果进行统一标准化和质量控制，通过对数据进行比对和分析，可以有效降低误差率，提高检验结果的可靠性和准确性。③提高分析性能和诊断性能。同质化可以帮助实验室保持质量标准和技术水平，从而提高实验室的分析准确性和稳定性，避免出现诊断错误或漏诊等问题。④减少医疗差错。同质化可以有效降低医疗差错的发生率，保证医疗服务的质量和安全性。

（三）医学检验质量同质化使患者受益

各医疗机构医学检验结果达到同质化水平后，有助于疾病的早期诊断、治疗和预后判断，减少重复检查，节约诊疗费用。此外，同质化可间接促进医疗资源合理分布与分级诊疗制度落地，患者能够就近享受同等、优质的医学检验服务。

（四）医学检验质量同质化使临床医护人员受益

医学检验质量同质化与结果互认有助于打破"信息壁垒"，医疗机构间数据互联互通共享可提高疾病诊断效率，减少医疗差错与事故的发生，降低临床医生和护理人员的工作强度。

（五）医学检验质量同质化使医院受益

对于医院发展而言，医学检验质量同质化有助于提升医疗质量与安全，改善服务，提升患者满意度，减少医疗纠纷，增强行业竞争力，更好地践行分级诊疗、大数据与大健康理念。

（六）医学检验质量同质化使政府受益

对于政府和卫生行政部门而言，医学检验质量同质化能够推进医疗同质化，提升区域信息化建设水平，增强基层医疗机构服务能力，强基层、保基层，助力分级诊疗制度全面落地。

（王金金　龚倩　侯彦强　徐蓉　俞宛君）

第一章
医学检验质量同质化管理体系建设

　　医学检验是按照既定的程序开展样本检测工作的，涉及人员和环节众多，任何环节出现问题均可导致结果不准确。医学实验室按自身工作特点，应通过规范所有过程和程序，建立和完善质量管理体系（quality management system，QMS），提高检验质量，确保检验结果准确可靠。医学检验质量同质化管理是近年来提出的概念，涉及区域内多个实验室间的沟通协同，其体系建设区别于单个实验室。本章将结合检验过程中"人、机、料、法、环"五个环节，详述检验质量同质化管理体系的建设与管理。

第一节　医学检验质量同质化管理体系

　　医学检验质量同质化管理体系是指在医学实验室中，建立一套科学的管理体系，使各检验项目的质量达到同质化水平，确保医学检验结果的准确性和可靠性。具体而言，医学检验质量同质化管理体系包括以下几个方面：质量管理体系、人员管理、设备管理、试剂管理、样本管理、环境管理、数据管理、质量控制等。

一、概述

　　质量管理体系指在质量方面指挥和控制组织的管理体系，以满足质量管理为目标，为科学协调实施有关质量活动提供合乎逻辑、合理的方法指导。2003年，国际标准化组织（International Organization for Standardization，ISO）发布了ISO 15189《医学实验室质量和能力的专用要求》，并于2007年和2012年进行了修订。目前，公认最新的ISO 15189是适用于各国医学实验室QMS的通用框架，在我国已等同转化为国家标准GB/T 22576《医学实验室质量和能力的专用要求》。理论上，通过ISO 15189体系认可的实验室出具的检验报告在一定范围内是互认的。事实上，截至2021年12月31日，全国只有543家医学实验室通过ISO 15189体系认可，且各实验室通过认可的检验项目不尽相同。因此，通过ISO 15189体系认可无法作为检验项目互认的依据。

　　区域内医学实验室检验质量同质化管理是检验结果互认的前提条件和必经之路，其质量管理体系的建设较单个实验室质量管理体系的建设更为复杂，涉及不同实验室之间的协调，需要通过体制创新对既有的质量管理体系按区域医学检验的要求重新进行设计和安排。首先需要明确医学检验质量同质化的区域范围，才能落实质量管理体系。区域可大可小，可以是同一医疗机构内的不同区域（如急诊、门诊、住院部）医学实验室，也可以是同一医疗机构不同院区的医学实验室，或是同一医疗集团不同医疗机构的医学实验室、同一地区不同医疗机构的医学实验室、不同地区不同医疗机构的医学实验室等。医学检验质量同质化目标是通过同质化管理，实现检验质量的可比性和一致性，为区域内医学检验结果互认提供支撑。

二、人员管理

人员是实验室质量管理体系中最为关键的要素和资源，人员同质化管理也是区域医学检验质量同质化建设与管理中最重要且最难实施的一环。实验室人员主要为检验技术人员，也包括一定量的检验医师、护士（师）和工勤人员。可设置专员负责人员管理及培训，制订培训计划和考核标准，组织培训并实施考核。所有人员均须经能力评估和授权后方能上岗。

实验室应建立人员技术档案，包括相关教育背景、专业资格、专业培训、工作经历、工作能力及成果等记录，应附有相应证书、证明文件等。

（一）人员资质

实验室应将每个岗位的人员资质形成文件，应能反映人员教育、培训、经历及所需的技能，并与其工作相适应。

（二）人员培训和考核

实验室应制订学习培训制度和年度培训计划，按计划组织培训和考核，并形成记录。除了实验室专业技术人员的培训和考核外，实验室还需关注样本采集、接收和运送人员的培训和考核。实验室可通过笔试、面试、实际操作等方式进行考核。实验室应定期对学习培训计划的有效性进行评估。

1. 实验室内部培训　根据培训和岗位的关系，主要分为岗前培训和在岗培训。岗前培训内容至少包括医疗机构及实验室基本情况介绍、相关管理规范和工作制度要求、岗位规范学习、必要的专业技术培训和安全防护要求等。在岗培训应根据实验室内每位员工的具体情况进行分析，确定培训内容，目的是使员工能够持续胜任其相应的工作岗位。根据培训内容和培训对象采取不同培训方式，如实验室内人员授课培训、参加外部培训机构培训或外聘专家进行培训等。

2. 区域内培训　依据培训形式可分为继续教育培训、学术论坛及区域内实验室交流等。培训内容以知识更新、技术更新为主，以提升区域内医疗机构整体检验水平。此外，上级医疗机构检验专家下沉下级医疗机构实验室、下级医疗机构实验室组织检验人员到上级医疗机构实验室进修也是实现区域检验同质化的有效举措。

（三）人员能力评估与授权

实验室应结合岗位工作需求，对计划上岗人员的能力进行评估，评估合格后才能授权上岗。对于评估不合格人员需进行再培训、考核和评估，再次评估不合格人员须调整工作岗位。可通过以下方式的任意组合进行人员能力评估：①直接观察常规操作，包括样本的准备（如合适）、样本的处理和检测、报告单的审核和结果解释、质控判断等；②直接观察设备维护和功能检查操作，如现场观察仪器保养等操作；③监控检验结果的记录和报告过程；④核查工作记录，包括实验原始记录、质控记录、定标记录、试剂使用记录、仪器保养及维护记录、仪器维修记录等；⑤评估解决问题的技能，可模拟日常工作中可能出现的困难及应急情况，如样本、仪器、试剂、质控、定标等异常的分析与处理；⑥检验特定样本，包括盲样测试、留样重测、室间质评结果比对等，要求偏倚小于允许的误差范围。

三、仪器设备与试剂、耗材管理

仪器设备与试剂、耗材管理是保证检验质量的重要举措，也是医学检验质量同质化的根本保证。

（一）仪器设备管理

仪器设备管理的主要目的是保证实验室设备正常运行，性能符合要求，检验结果准确可靠。实验室应建立仪器设备管理程序，包括设备选择与采购、安装调试与验收、标识、检定／校准、使用、维护、维修、停用和报废等内容。

实验室应为每一台设备建立档案，包括：①设备标识；②设备的制造商名称、型号、序列号或其他唯一性识别标志；③制造商（供应商）的联系方式；④到货日期和启用日期；⑤当前的位置（适用时）；⑥接收时的状态（如新购置、使用过、修复过）；⑦制造商的说明书及其存放处（如果有）；⑧证实设备可以使用的设备性能记录；⑨定期更新的使用记录、校准记录、维护保养记录和维修记录。设备投入使用之前，实验室应验证或确认其性能满足检验要求，操作人员应培训考核合格后才能授权操作。

实验室应制订设备检定／校准程序，编制年度设备检定／校准计划，选择有资质的校准机构进行检定／校准。授权相关人员对校准报告进行确认，符合检定／校准要求的，粘贴合格标识。不符合要求的设备应停止使用，更换仪器状态标识，进行检修和调整。

实验室应编制设备操作、使用和维护的操作规程。根据设备制造商的建议制订定期（每日、每周、每月等）维护计划，并按计划实施。记录设备的状态、使用和维护情况。设备发生故障后，应立即停止使用，并报告医学实验室相关负责人，进行报修，立即标识为故障待修状态；按照应急预案启用备用设备，检查设备故障前对检验的影响；对故障设备进行去污染处理，告知维修人员采取必要的防护措施；维修完成后，审核维修报告，并填写维修记录；维修后的设备投入使用前须验证其性能达到规定的可接受标准，实验室负责人应进行审核。设备维修后不能达到规定性能标准时，实验室应进行停用、报废处理。按要求进行标识、去污染、相关信息转移存储和转移存储后的删除、报废处理以及设备档案的更新。

（二）试剂和耗材管理

实验室所用的试剂和耗材应符合国家有关部门的规定，建议使用仪器制造商生产的配套试剂和耗材，使用前应进行性能验证；如果使用非配套试剂和耗材，需进行性能确认。实验室应建立试剂、耗材管理制度，做好出入库、使用、盘点、保管及报废，并记录。实验室收到采购的试剂和耗材时，应检查包装的完整性、生产日期、有效期等是否符合标准，按制造商的说明要求进行储存，并监控整个储存期间的环境。实验室在使用新批号或新货运号的试剂盒前，需验证试剂盒性能；影响检验质量的关键耗材使用前也需进行性能验证。实验室应建立试剂和耗材的库存控制系统，未经检查和不合格的试剂、耗材应与合格的试剂、耗材分开存放。实验室检测人员应能方便获取试剂和耗材的使用说明书。实验室应保存试剂和耗材的档案，至少包括：①试剂和耗材的标识；②制造商名称、批号或货号；③供应商或制造商的联系方式；④接收日期、失效期、使用日期、停用日期（适用时）；⑤接收时的状态（如合格或损坏）；⑥制造商说明书；⑦证实试剂和耗材持续可使用的性能记录。当实验室使用配制试剂或自制试剂时，还应记录制备人和制备日期等信息。

四、样本管理

样本管理是保证实验室检测结果真实可靠和溯源的重要依据。实验室应制订样本编码规则，每一份样本应有明确清晰的标识，建议使用条形码技术管理样本，确保样本标识的唯一性。

实验室应制订样本采集手册或说明书，包括患者准备、采集时间、采集时患者的体位、采集的部位、样本运送、接收、储存和处理等内容。实验室应将样本采集手册或说明书发放至采样部门及相关临床科室，对相关人员进行告知和培训以保证样本的采集质量。样本采集人员应严格按照采集要求采集样本，样本采集时应记录样本采集时间，与样本运送人员做好交接并记录，样本运送人员应严格按照要求把样本运送至实验室，与实验室样本接收人员做好交接并记录，样本接收人员应按照样本接收与拒收标准做好记录。检测后的样本应按要求适当保存，以便需要时复检，不便保存或超过保存期限的样本应按感染性生物废弃物进行无害化处理。各类样本的采集、处理、运送和保存可参照相关行业标准执行。

五、检验程序管理

区域内各医疗机构医学实验室选择使用满足要求、性能一致的检测系统（如仪器、试剂、校准品、质控品）以及统一的检验报告生物参考区间、计量单位等是实现医学检验质量同质化的重要前提。

（一）检验程序的选择

选择适当的检验程序是保证检验结果可靠的前提。每一个检验程序的性能特征应与检验项目用于疾病筛查或诊断时应达到的质量要求相关。检验程序选择来源可以是体外诊断医疗器械使用说明中规定的程序，国际公认标准或指南、国家和地方法规中的程序等。若检验项目目前尚无可供选择的程序，实验室可以使用自行开发或经过改良的检验程序。

实验室应将其选择或自制的检验程序形成正式文件，临床应用前应进行验证或确认。

（二）检验程序的验证

实验室应使用《临床检验定量测定项目精密度与正确度性能验证》（WS/T 492—2016）、《临床血液学检验常规项目分析质量要求》（WS/T 406—2012）、《定性测定性能评价指南》（WS/T 505—2017）等卫生行业标准中规定的检验程序性能验证方案，验证检验程序符合制造商声明的性能，与预期用途相关。

1. 验证的时机　存在下述情况时，实验室应验证检验程序的性能：①检验程序常规应用前；②发生仪器主要部件故障、仪器搬迁、设施（如纯水系统）和环境的严重失控等情况时，应对可能受影响的性能进行验证；③实验室应定期评审检验程序的分析性能，应能满足检验结果预期用途的要求。现用检验程序的任一要素发生改变时，如试剂升级、仪器更新、校准品溯源性改变等，应重新进行验证。

2. 验证方案 检验程序的性能验证参数一般包括正确度、精密度、线性区间（可报告区间）、检出限和定量限、分析特异性、分析灵敏度等。对于定量检验项目主要是精密度、正确度和线性区间，特殊项目还应包括检出限和定量限。实验室性能验证的结果应满足实验室制订的判断标准。如果验证结果不符合实验室制订的判断标准，应分析原因，纠正后再实施验证。具体方法可参照相关行业标准执行。

（三）检验程序的确认

实验室应通过客观证据确认检验程序满足特定的预期用途或应用要求。

1. 确认的时机 实验室应对非标准方法、实验室设计或制订的方法、超出预期范围使用的标准方法和修改过的确认方法进行性能确认。

2. 确认参数 包括正确度、准确度、精密度（含测量重复性和测量中间精密度）、分析特异性（含干扰物）、分析灵敏度、检出限和定量限、测量区间、诊断特异性、诊断灵敏度等。具体方法可参照相关行业标准实施。

（四）生物参考区间

生物参考区间（biological reference interval，BRI）又称参考区间，是介于参考上限和参考下限之间的值，其分布区间包括参考上限值和参考下限值。

1. 参考区间的选择 实验室应规定检验报告中每个项目的生物参考区间。实验室可采用行业标准、厂家建议或权威文献中报告的参考区间，但使用前需经验证或评估。如果实验室与提供参考区间的厂家或其他实验室的检验前、检验中和检验后程序相同，参考区间的估计方法相同，参考人群地理分布和人口统计学资料相同，则参考区间可不经验证直接使用。建议使用《血细胞分析参考区间》（WS/T 405—2012）、《儿童血细胞分析参考区间》（WS/T 779—2021）、《临床常用生化检验项目参考区间》（WS/T 404）、《临床常用免疫学检验项目参考区间》（WS/T 645）等行业标准中推荐的参考区间。

2. 参考区间的验证 参考区间的验证是确保医学检验质量同质化的重要环节。医学实验室应从以下两方面进行。

（1）参考个体的选择：筛选至少20个合格的参考个体。应尽可能排除对结果有影响的因素，如饮酒情况、吸烟情况、血压情况、环境因素、饮食情况、近期外科手术、遗传因素等。

（2）结果判断：将参考个体的检验结果与参考区间比较，若超出参考区间的数据不超过10%，则通过验证；若超过10%，则另选至少20个合格参考个体重新验证。验证结果若符合要求，可直接使用参考区间，否则应查找原因。在查找原因时，应首先评价分析质量尤其是正确度是否满足要求，考虑选择参考人群的年龄、所处地区的海拔、生活习惯、样本采集部位等，若排除上述影响因素，实验室应自建参考区间或引用适宜的参考区间。

六、设施和环境条件管理

实验室空间布局和环境条件控制是保证医学实验室检测质量和安全的重要因素。

（一）实验室空间布局

实验室空间布局的合理性对实验室工作效率、工作安全和实验结果可靠性都有着至关重要的影响。

1. 选址和空间设计

（1）基本原则：实验室选址、设计和建造应符合国家和地方建设规划、生物安全、环境保护和建筑技术规范等要求。实验室应根据工作属性、内容、服务对象等，结合工作流程、人物流线、洁污流线、空间要求、物理条件等做好选址和布局。

（2）内部空间布局：实验室内部空间布局以满足日常业务操作为主，兼顾大型设备搬运、安装和检修等空间要求，并适应未来发展需要。实验室按工作性质分区，通常可分为办公区、辅助工作区和防护区三部分。实验室布局设计时需将办公区、辅助工作区和防护区三者分开。

（3）标识设置：实验室应结合工作流程和流线布局，做好导向、警示标识，确保出入流线清晰，安全警示到位。实验室入口处应设置标识，明确说明生物防护级别、操作的致病性生物因子、实验室负责人姓名、紧急联络方式和国际通用的生物危险符号；必要时，还应注明其他危险。实验室的门应有可视窗并可锁闭，并达到适当防火等级，门锁及门的开启方向应便于逃生。二级及以上生物安全实验室主入口的门、放置生物安全柜实验间的门应可自动关闭。实验室所有房间的出口及紧急撤离路线应设置夜光标识。

（4）环境设施：实验室应在入口处设置更衣室或更衣柜，可将个人服装与实验室工作服分开放置。在样本采集区域，应有保护患者隐私的举措，并配备空调、暖手器、监控、急救物品等设施。二级生物安全实验室应在实验室或实验室所在建筑内配备高压灭菌器或其他适当的消毒灭菌设备，所配备的消毒灭菌设备应以风险评估为依据。有静压差要求的实验室，应在合适位置设测压孔，并采用密封措施。在入口处宜安装空气压力显示装置，量程应与实验室静压差相匹配。实验室门宜开向相对压力要求高的房间侧，缓冲间门宜单向锁定。需要时，可设置自动报警功能。应配备适用的应急器材，如消防器材、意外事故处理器材、急救器材等。

2. 通风与空气调节 实验室应根据房间功能、操作需求等合理确定新风量和换气次数，条件允许时也可以利用自然通风。如有可开启的窗户，应安装防蚊虫纱窗。实验室温度宜控制为 $18 \sim 26℃$，相对湿度为 $30\% \sim 70\%$。空调冷热源设置应保证全年正常运行。可采用集中或分散式空调冷热源，宜独立设置空调冷热源，当采用集中冷热源时宜设置备用冷热源。采用机械通风系统时应避免交叉污染，排风应通过独立于建筑物其他公共通风系统的管道排出。核酸检测实验室通风空调系统应保证各工作区的空气不产生交叉污染。仪器设备相对集中、设备散热量较大的房间，应根据仪器设备运行功率及散热情况合理配置通风空调设备，考虑全年供冷的可能性。凡涉及高危险性挥发物质或气体产生时，应在风险评估的基础上，配备适当的负压排风柜，排风柜应设置在排风管路末端，室外排风应达到环保要求。核酸检测实验室的样本制备区宜设置Ⅱ级生物安全柜，当使用高危险有毒化学物质时应采用通风橱。采用生物安全柜进行机械通风的实验室应符合生物安全相关规定，室内气流由被污染风险低的空间向被污染风险高的空间流动，以最大限度减少室内回流或涡流。必要时，采用全新风直流式空调通风系统进行通风换气。在生物安全柜操作面或其他有气溶胶操作地点的上方附近不应设送风口。

3. 给水排水 实验室在给水排水设计方面应遵循：①应设置手卫生装置，宜设置在靠近实验室出口处。涉及刺激性或腐蚀性物质的操作，应在 30m 内设洗眼装置，风险较大时应设紧急喷淋装置。手工检验使用的实验水池应根据专业要求合理设置，宜至少设置两个水池分别用于清洁、污洗，池深不小于 200mm，防止外溅。②实验室内部的给水排水管道宜暗装敷设。给水排水管道穿越墙壁、楼板时应加设套管，管道和套管之间应采取密封措施，无法设置套管时应采取有效的密封措施。③实验室给水管不应与卫生器具、实验设备直接连接。应设置空气隔断或倒流防止器以防止空气倒流，并为后期检修、更换预留条件。④实验污水、生活污水系统应分别设置。实验污水做无害化处理后方可排入市政排水系统，并满足现行《医疗机构水污染物排放标准》（GB 18466–2005）的有关规定。⑤当实验室内设置洁净室时，洁净区内不宜设置地漏；确需设置时，应采用专用密封地漏，且不应选用钟罩式和机械密封式地漏。排水系统应采取防止水封破坏的设施。

4. 电气化及智能化　实验室在电气化及智能化建设方面应遵循：①宜保证用电可靠性，用电负荷等级、自动恢复供电时间的确定应符合现行标准。当设置不间断电源时，工作时间不宜小于 30min。②供配电系统的设计方面。低温冰箱、高压消毒锅、纯水机等有特殊用电要求的设备，宜单独设置配电箱。③实验室内应设置足够数量的固定电源插座。重要设备应采用单独回路配电，并设置漏电保护装置。④实验室内应有独立的有效接地系统，有特殊要求者，应符合实验仪器设备的具体要求。⑤实验室内应设应急照明装置，同时考虑合适的安装位置，以保证人员安全离开实验室。设置紫外线消毒灯具时，控制开关应设置在消毒区域之外，控制开关的面板形式或颜色宜区别于普通照明开关，安装高度宜距地面 1.8m 以上，防止误操作。⑥实验室内环境控制系统的设置应根据区域需求确定。当有静压差要求时，应具有压力梯度、温湿度、连锁控制、报警等参数的历史数据存储显示功能，并预留接口。⑦空调通风设备应能自动和手动控制，应急手动应有优先控制权，当实验室有静压差要求时，送排风系统应具备开关机连锁控制功能。⑧实验室应配备适用的通信设备。关键区域应设置监视器。条件允许的情况下，宜具备实时监视、录制功能。

5. 储存设施　储存空间和条件应保证样本材料、设备、试剂、耗材和其他影响检验结果质量的物品的持续完整性。应有足够的、温度适宜的储存空间（如冰箱），用于储存检验过程中使用的临床样本和材料，并防止交叉污染。危险品的储存和处置设施应与物品的危险性相适应，并符合适用要求的规定。

（二）实验室环境条件的控制

实验室环境条件的控制是保证医学实验室检测质量和安全的重要因素。实验室环境条件控制需注意：①实验室应保持设施功能正常，状态可靠。工作区应洁净并保持良好状态。②实验室应监测、控制和记录环境条件及其变化情况。应关注样本采集或收集时采集容器、保存和运送设施以及与开展活动相适宜的光、灰尘、有毒有害气体、电磁干扰、辐射等因素，以确保这些因素不会使结果无效或对所要求的检验质量产生不利影响。③对于停止使用半年以上重新投入使用的设施设备、空调机组进行大修或更换、每年的定期维护检测、高效过滤器更换后，应对其进行综合性能检测，确保符合现行《实验室　生物安全通用要求》（GB 19489—2008）、《生物安全实验室建筑技术规范》（GB 50346—2011）、《病原微生物实验室生物安全通用准则》（WS 233—2017）的有关规定。④实验室应定期消毒，并制订日常巡检制度，严格执行安全操作规程，定期保养，确保隐患及时发现和排除。实验室应有消毒及保养记录。⑤实验室应根据所用分析设备及实验过程的要求，制订环境温、湿度控制要求并记录。应依据用途（如试剂用水、生化仪用水），制订适宜的水质标准（如电导率、微生物含量等），并定期检测。用于储存检验过程中使用的临床样本和材料的设施（如冰箱），应设置目标温度和允许范围，并记录。实验室应有温、湿度失控时的处理措施并记录。

七、检验过程和结果报告

计量溯源性、测量不确定度、记录控制、结果报告与发布是保证检验结果准确可靠的关键。

(一)计量溯源性

1. 计量溯源性的定义 计量溯源性是测量结果的一种属性，也称"量值溯源"。它使测量结果或标准量值通过连续的比较链与给定的参考标准联系起来，给定的参考标准通常是国家或国际标准，比较链中的每一步比较都有给定的不确定度。计量溯源是确保在不同时间和/或不同实验室的测量结果具有可比性和同质化的过程。计量溯源的理想终点是终端实验室与最高等级的参考测量程序测定同一患者样本得到相同结果，均可溯源到国际单位制（international system of units，SI）单位。当不能溯源到 SI 单位时，结果的可比性可通过其他较不理想的方式实现，如通过约定的测量程序或校准物暂时实现一致化。

2. 计量溯源性相关标准 为了指导医学实验室和诊断试剂厂家进行计量溯源，国际标准化组织发布了 ISO 17511：2003《体外诊断医疗器械生物样品中量的测量校准品和控制物质赋值的计量学溯源性》，旨在为医学实验室校准品和质控品的赋值提供计量溯源性策略。在我国则等同转化为国家标准 GB/T 21415—2008，使计量溯源的概念深入临床检验领域，极大地促进了临床检验工作标准化，提高了检测结果的准确性和可比性。

2020 年 4 月，《体外诊断医疗器械生物样品中量的测量校准品和控制物质赋值的计量学溯源性》（第 2 版）发布，相较第 1 版有以下修订要点：①将 ISO 18153 酶催化浓度赋值的计量溯源性的重要概念整合进来，提供了催化活性和催化活性浓度的计量溯源路径，规定酶催化活性浓度可溯源到 SI单位。②修改了标准的标题和范围，赋值的溯源性要求从校准品和质控品扩展到患者样本，明确样本检测结果应能追溯到目前可获得的最高级别标准。③更新了专用术语的规范性引用文件，删除了国际计量学基础和通用术语。④明确定义体外诊断设备制造商在校准品、正确度质控品和患者样本赋值中建立和记录计量溯源信息方面的要求。⑤增加了计量溯源校准等级的新模式，如酶催化浓度测量的模式及赋值溯源到国际一致化方案的情况。

3. 计量溯源校准等级 ISO 17511：2020 将计量溯源校准等级分为 6 类，分别是：①有参考测量程序（reference measurement procedure，RMP）和一级参考物质（reference material，RM）的情况；②有一级 RMP，无一级 RM 的情况；③有经特定的一级校准品校准的 RMP 的情况，被测量由 RMP确定；④有国际约定校准品的情况；⑤有国际一致化方案的情况；⑥有制造商选定的 RM 和/或测量程序的情况。其中，前 3 类均具有 RMP，可溯源到 SI 单位。

(二)测量不确定度

测量不确定度是反映医学实验室检测能力和检验结果可信程度的指标。

1. 测量不确定度的定义 测量不确定度简称不确定度，是利用可获得的信息，表征赋予被测量量值分散性的非负参数。以标准差表示的测量不确定度称为标准不确定度。测量不确定度一般由若干分量组成，其中一些分量可根据一系列测量值的统计分布，使用统计分析的方法进行测量不确定度分量的评定，即 A 类评定，可用标准差表征。另一些分量则可根据经验或其他信息，如权威机构发布的量值、有证参考物质的量值、校准证书、经检定的测量仪器的准确度等级、根据人员经验推断的极限值等进行测量不确定度分量的评定，即 B 类评定，也可用标准差表征。A 类标准不确定度和 B 类标准不确定度合并计算为合成标准不确定度。

2. 测量不确定度的来源 临床检验测量不确定度来源包括（但不限于）：①精密度（重复性、复现性）；②校准（溯源性、值的不确定度、校准方式）；③校准值正确性和测量不确定度，校准品与参考物质的互通性；④与样本相关的效应（基体、干扰）；⑤试剂、校准品和参考物质的批间差；⑥不同的操作者；⑦器材的偏离（如天平等）；⑧环境变化（如温度、湿度、振动、电压等）。此外，有些影响因素（如脂血、溶血和黄疸等）可能本身无量值特性，但其实际上产生了干扰测量的物质或颜色等。

3. 测量不确定度的评定方法 测量不确定度评定可采用下列两种方法。①自下而上法：是基于对测量程序可能的不确定度来源进行综合剖析，并对其进行鉴定和定量，然后进行数学合成得到测量结果的"合成标准不确定度"。②自上而下法：即运用统计学原理直接评定测量系统的总不确定度，其一般通过评估特定设计的实验数据、质控数据或方法确认数据来完成。如果自上而下法提示评定的测量不确定度不满足目标性能，则可用自下而上法来识别不确定度的来源。理论上，通过自上而下法和自下而上法对不确定度的评定是可以互换的。

（1）自下而上法评定测量不确定度存在以下两种情况。

1）如按测量不确定度表示指南（guide to the expression of uncertainty in measurement，GUM）原则进行偏倚修正，则由偏倚引入的测量不确定度和相对测量不确定度分别按下列公式计算。

$$u_{c(Bias)} = \sqrt{u^2_{(Cref)} + u^2_{CRM}}$$

$$u_{crel(Bias)} = \sqrt{u^2_{rel(Cref)} + u^2_{rel(CRM)}}$$

2）如不修正偏倚，则由偏倚引入的测量不确定度和相对测量不确定度分别按下列公式计算。

$$u_{c(Bias)} = \sqrt{u^2_{(Cref)} + u^2_{CRM} + b^2}$$

$$u_{crel(Bias)} = \sqrt{u^2_{rel(Cref)} + u^2_{rel(CRM)} + b^2_{rel}}$$

式中，$u_{c(Bias)}$——偏倚引入的测量不确定度；$u_{crel(Bias)}$——偏倚引入的相对测量不确定度；$u_{(Cref)}$——示值引入的测量不确定度；$u_{rel(Cref)}$——示值引入的相对测量不确定度；u_{CRM}——重复测量参考物质引入的测量不确定度；$u_{rel(CRM)}$——重复测量参考物质引入的相对测量不确定度；b——测量均值与有证标准物质（certified reference material，CRM）认定值间的偏倚量值；b_{rel}——测量均值与CRM认定值间的相对偏倚量值。

（2）自上而下法可按下列公式计算测量过程的合成标准不确定度和相对合成标准不确定度。

$$u_c = \sqrt{u^2_{c(Bias)} + u^2_{(Rw)}}$$

$$u_{Crel} = \sqrt{u^2_{Crel(Bias)} + u^2_{rel(Rw)}}$$

式中，u_c——合成标准不确定度；$u_{c(Bias)}$——偏倚引入的测量不确定度分量；$u_{(Rw)}$——医学实验室内测量复现性引入的测量不确定度分量；u_{Crel}——相对合成标准不确定度；$u_{Crel(Bias)}$——偏倚引入的相对测量不确定度分量；$u_{rel(Rw)}$——医学实验室内测量复现性引入的相对测量不确定度分量。

4. 测量不确定度的应用 测量不确定度的应用主要有以下两个方面。

（1）在医学实验室中的应用：①评定测量不确定度是改进医学实验室质量的有效途径，测量不确定度产生的原因是存在影响测量结果的因素。这些影响因素中，有些因素可以消除，有些因素可以通过某些控制方法降低其对测量结果的影响。医学实验室应用有效方法找到那些可以消除或可以控制的影响因素，并采取措施，就会明显提高检验结果的质量。②测量不确定度是医学实验室选择测量程序的客观指标。③加强与临床的联系。及时向临床提供不确定度的信息，有助于加强医学实验室工作者与临床医生的联系，促进合作。

（2）在临床上的应用：①诊断时，一般先将检验结果与参考区间或临床决定值进行比较，后两者均不存在不确定度。由于检验结果并不是真值，也不是完整的检验结果，直接比较是有风险的。科学的方法是，在比较时考虑结果的不确定度，尤其是当检验结果在临床决定值附近时更应该考虑。②比较两个量值，如同一人前、后两次测量量值。此时需知道这两个量值的不确定度信息，如是同一个医学实验室测量，通常认为测量不确定度是一样的。利用不确定度，医生可以明确两个结果间差异的意义。

（三）记录控制

记录是反映医学实验室检测能力和质量的客观证据，记录应及时、真实、完整。

1. 基本原则　医学实验室记录控制遵循的基本原则包括以下几个方面。

（1）医学实验室应制订记录控制程序，对质量和技术记录进行识别、收集、索引、获取、存放、维护、修改及安全处置。

（2）医学实验室应在每一项活动产生结果的同时进行记录。

（3）记录修改时应标注修改日期（必要时，应包括具体修改的时间）和修改人员。

（4）医学实验室应规定与质量管理体系（包括检验前、检验中和检验后过程）相关的各种记录的保存时间。记录保存期限可以不同，但报告的结果应能在法规要求的期限内进行检索。

（5）医学实验室应提供适宜的记录存放环境，防止记录损坏、变质、丢失或未经授权的访问。

（6）医学实验室所有管理和技术记录应可供管理评审利用。记录应至少包括：①供应商评价以及合格供应商清单；②员工技术档案；③检验申请；④实验室接收样本记录；⑤检验用试剂和耗材信息；⑥实验室工作簿或工作单；⑦仪器打印结果以及保留的数据和信息；⑧检验结果和报告；⑨仪器维护记录，包括内部及外部校准记录；⑩校准函数和换算因子；⑪ 质量控制记录；⑫ 事件记录及采取的措施；⑬ 事故记录及采取的措施；⑭ 风险管理记录；⑮ 识别出的不符合项及采取的应急或纠正措施；⑯ 采取的预防措施；⑰ 投诉及采取的措施；⑱ 内部及外部审核记录；⑲ 实验室间比对结果；⑳ 质量改进活动记录；㉑ 涉及医学实验室质量管理体系活动的各项决定的会议纪要；㉒ 管理评审记录。

2. 医学检验质量同质化管理　实行医学检验同质化管理的区域可在国家标准或地方标准/规范的基础上，发布统一的、详细的医学实验室记录控制要求或标准，并制订统一的实验室质量和技术记录模板，供本区域内医学实验室日常工作使用，提升实验室记录管理的规范性和同质性，且便于管理者对本区域内各医学实验室检验质量进行监督与考核。

（四）结果报告与发布

结果复核、报告内容和格式以及结果发布是医学实验室检验结果质量的最终体现。

1. 结果复核　医学实验室应制订程序确保检验结果在被授权者发布前得到复核，适当时，应对照室内质控、可利用的临床信息及以前的检验结果进行评估。

结果复核的基本内容包括：①临床医生申请的检验项目是否有漏项或错检；②检验结果的填写是否清楚、正确；③所用单位是否准确；④检验报告单上应填写内容是否全部填写完整；⑤有无异常的、难以解释的结果；⑥有无书写错误；⑦是否有需要复查的结果等。

2. 结果的自动选择和报告　医学实验室若应用结果的自动选择和报告系统，应制订结果自动选择和报告的程序，规定自动选择和报告的标准：①该标准应经验证、批准、易于获取并可被员工理解；②使用前应确认该标准可以正确应用，并对可能影响功能的系统变化进行验证；③有过程提示存在可能改变检验结果的样本干扰（如溶血、黄疸、脂血）；④有过程将分析警示信息从仪器导入自动选择和报告的标准中（适当时）；⑤在发报告前复核时，应可识别选择出的可自动报告的结果，并包括选择的日期和时间；⑥有可快速暂停自动选择和报告功能。

3．结果报告

（1）报告原则：每一项检验结果均应准确、清晰，并依据检验程序的特定说明报告。医学实验室应规定报告的格式和介质（即电子版或纸质版）及从医学实验室发出的方式。医学实验室应制订程序以保证检验结果正确转录。报告中应包括解释检验结果所必需的信息。当检验延误可能影响患者医疗时，医学实验室应有通知检验申请者的方法。

（2）报告内容：报告中应包括但不限于以下内容。①清晰明确的检验项目，适当时，还包括检验程序；②发布报告的医学实验室；③由受委托医学实验室完成的检验；④每页都有患者姓名和地点；⑤检验申请者姓名或其他唯一识别号、申请者的详细联系信息；⑥原始样本采集的日期，当可获得并与患者有关时，还应有采集时间；⑦原始样本类型；⑧测量程序（适当时）；⑨以 SI 单位或可溯源至 SI 单位，或其他适用单位报告的检验结果；⑩生物参考区间、临床决定值，或支持临床决定值的直方图 / 列线图（诺谟图），适用时；⑪结果解释（适当时）；⑫其他注释（包括警示性或解释性注释），如可能影响检验结果的原始样本的品质或量、受委托医学实验室的结果 / 解释、使用研发中的程序；⑬作为研发计划的一部分而开展的，尚无明确的测量性能声明的检验项目；⑭复核结果和授权发布报告者（如未包含在报告中，则在需要时应可提供）；⑮报告及发布的日期和时间（如未包含在报告中，在需要时应可提供）；⑯页数和总页数（如第 1 页共 5 页、第 2 页共 5 页等）。

4．结果发布

（1）原则：医学实验室应制订检验结果发布程序，包括结果发布者及接收者的详细规定，包括以下内容。①当接收到的原始样本质量不适于检验或可能影响检验结果时，应在报告中说明；②当检验结果处于规定的"警示"或"危急"区间内时，应立即通知医生（或其他授权医务人员）检验结果，包括送至委托医学实验室送检样本的结果；③保存采取措施的记录，包括日期、时间、负责的医学实验室员工、通知人员，以及在通知时遇到的任何困难；④结果清晰、转录无误，并报告给授权接收和使用信息的人；⑤如结果以临时报告形式发送，则最终报告也应发送给检验申请者；⑥应有过程确保经电话或电子方式发布的检验结果只送达授权的接收者；⑦口头提供的结果应跟随一份书面报告，应有所有口头提供结果的记录。

（2）修改报告：医学实验室应建立纠正错误结果报告的程序，当原始报告被修改后，应有关于修改的书面说明，且须遵循以下原则。①将修改后的报告清晰地标记为修订版，并包括参照原报告的日期和患者身份唯一性识别信息；②使用者知晓报告的修改；③修改记录应显示修改时间和日期，以及修改人的姓名；④修改后，记录中仍保留原始报告的条目。

对于已用于临床决策且被修改过的结果应保留在后续的累积报告中，并清晰标记为已修改。若报告系统不能显示修改、变更或更正，应保存修改记录。

八、质量指标

质量指标（quality indicators，QI）是一组内在特征满足要求的程度的度量，是对质量量化的方式。质量指标可监测医学实验室失误的来源，也可监测采取改进措施的有效性。因此，医学实验室应建立覆盖检验前、检验中和检验后全过程的质量指标，以改进服务质量。

（一）质量指标的建立

对开展集中检测或结果互认的医学实验室，应建立一致的质量指标。医学实验室可以直接采用国家规定的质量指标，也可以根据本地区情况制订适用于实验室自身的质量指标。质量指标的建立一般包括以下三个方面。

1. 指标的选择与定义　医学实验室选择的质量指标应该具有可操作性，即可以被实验室工作人员理解和操作。对于每个质量指标，都应该有明确定义和算法，让实验室工作人员能够准确理解该指标的含义和如何计算。此外，质量指标的选择应与检测项目和质量管理目标相关，且能够被有效监测和评估。

2. 指标数据的收集　医学实验室质量指标数据收集应遵循：①明确收集数据的目的和意义，以便合理选择质量指标和数据收集方法；②确定数据收集的时间和频率，以便准确掌握数据变化趋势；③确定数据来源和收集方式，以便保证数据的准确性和完整性；④确定数据的类型和计算方式，以便统计和分析数据；⑤评估数据收集的成本和效益，以便制订合理的数据收集计划。

3. 目标的设定　医学实验室应在当前性能的基础上，设定预期可行的目标，然后收集所有可得的数据并且设定行动阈值以达到性能目标。当缺乏特定的行动阈值时，可寻求其他量度的参考值。

（二）质量指标的监控

由于区域集中检测的特性，区域医学检验中心应更关注检验前和检验后的质量指标。各医院流程不同，样本采集人员能力存在差异，样本暂存管理人员专业素养水平不一致，样本的可接受性相对较低。为减少因样本质量失误而导致的检验结果偏差，集中检测医学实验室应考虑检验前的各个环节，通过了解其运作流程、现状和主要问题、基线数据等，充分调研各基层医学实验室。

截至 2021 年，国家卫生健康委员会临床检验中心共发布了 51 个质量指标，覆盖检验全过程的各个阶段，其中涉及检验前流程的有 25 条，基本涵盖了检验前常见问题。医学实验室通过采集和统计数据能有效分析当前检验前的现状和存在的主要问题。通过统计汇总周期内的数据可以发现常见的错误类型、出错次数较多的科室以及出错的原因。医学实验室可结合统计数据对相关科室采集人员进行培训指导。

九、改进

改进就是医学实验室对发现的问题加以改进，并确保此类问题不再发生，以提高服务能力。质量改进就是致力于增强满足质量要求的能力。在《质量管理体系 基础和术语》（GB/T 19000—2016/ISO 9000：2015）中，"改进"定义为提高绩效的活动，而"绩效"是指可测量的结果。

为确保区域内医学实验室同质化管理，应建立统一的质量管理体系，设定统一的质量标准。通过统一培训考核，提升各医学实验室质量管理能力。

（一）不符合的识别和控制

医学实验室的不符合可能发生在医学实验室运行的整个过程中，为了能有效识别不符合，医学实验室应制订不符合的识别和控制程序，包括规定处理不符合的职责和权限、规定应采取的应急措施、确定不符合的程度、必要时终止检验和停发报告、考虑不符合检验的临床意义、通知申请检验的临床医生或使用检验结果的授权人员（适用时）、在需要时收回或适当标识已发出的存在不符合或潜在不符合的检验结果、规定授权恢复检验的职责、记录每一项不符合事项，按规定的周期对记录进行评审，以发现不符合事项发生的趋势并采取纠正措施。

通常可通过临床医生的投诉、内部质量控制指标、设备校准、耗材检查、医学实验室间比对、员工的意见、报告和证书的核查、管理层评审、内部和外部审核等多种方式识别不符合。如果医学实验室发现的不符合可能会再次发生，或医学实验室的工作与现行有效的相关程序的符合性存在疑问时，医学实验室应立即采取措施并消除原因。

（二）纠正措施

纠正措施是为防止问题再次发生而采取的一系列动作。发现不符合后，医学实验室应采取纠正措施以消除产生不符合的原因。为了规范采取纠正措施的流程，医学实验室应建立纠正不符合的程序，包括评估不符合、确定不符合的根本原因，评估纠正措施的需求以确保不符合不再发生，确定并实施所需的纠正措施，记录纠正措施的结果，评估采取的纠正措施的有效性。不符合发生的根本原因，通常并不表浅，要仔细挖掘。

（三）预防措施

预防措施是为消除潜在的不符合而采取的措施，以预防其发生。采取预防措施是为了防止不符合的发生，而采取纠正措施是为了防止不符合再次发生。医学实验室应制订预防措施程序，包括：①评估医学实验室数据和信息以确定潜在不符合存在于何处；②确定潜在不符合的根本原因；③评估预防措施的需求以防止不符合的发生；④确定并实施所需的预防措施；⑤记录预防措施的结果，评估采取的预防措施的有效性。

（四）持续改进

医学实验室应利用质量方针中持续改进的承诺和质量目标可追求的目的，通过内部审核和外部评审，发现质量体系中存在的不符合和薄弱环节，采取措施予以改进。医学实验室通过数据分析，寻求改进的机会。在数据检验中，应特别注意变化的趋势。医学实验室通过管理评审，对体系的适宜性、充分性和有效性进行改进。

持续改进的内涵就是针对当前不满意的现状，或已发生的不符合，或潜在的不符合制订改进目标和寻求改进机会的过程。

医学实验室持续改进的意义在于持续改进医学实验室的检验质量、服务过程和质量管理体系，这是医学实验室客户的要求，也是医学实验室自身生存和发展的客观需要。

医学实验室管理层应确保实验室参加覆盖患者医疗的相关范围及医疗结果的持续改进活动。如果持续改进方案识别出了持续改进机会，则不管其出现在何处，医学实验室管理层均应着手解决。医学实验室管理层应与员工沟通改进计划和相关目标。

（五）评估和审核

医学实验室评估和审核的意义在于证实检验前、检验中、检验后以及支持性过程按照满足用户需求和要求的方式实施；确保符合质量管理体系要求；确保持续改进质量管理体系的有效性。因此，

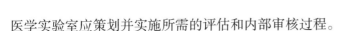

医学实验室应策划并实施所需的评估和内部审核过程。

以下评估和改进活动的结果应输入到管理评审中。

1．对申请、程序和样本要求适宜性的定期评审　医学实验室管理层应授权相关人员对实验室提供的检验进行定期评审，以确保这些检验项目在其临床意义上适合于收到的检验申请。医学实验室应定期评审各种样本来源，包括血液、尿液、其他体液、组织和其他类型样本的采样量、采集器械以及保存剂的要求，以确保采样量既不会不足也不会过多，并正确采集以保护被测量。

2．用户反馈的评审　医学实验室应与临床加强沟通，通过电话询问、问卷调查等形式了解实验室提供的检验服务是否满足临床需求，保存收集的信息以及对相关需求采取措施的记录。

3．员工建议　医学实验室管理层应鼓励员工对医学实验室服务任何方面的改进提出建议。医学实验室管理层应评估这些建议是否合理或可行，对合理建议应及时采纳。如涉及资源的问题，应在管理评审时，向上级提出。医学实验室应保存员工的建议及医学实验室管理层采取措施的记录。

4．内部审核　医学实验室应对其活动进行内部审核，以验证其运行持续符合管理体系的要求。区域内的基层医学实验室开展的内部审核应检查其管理体系是否满足集中检测医学实验室制订的要求。同时要检查医学实验室的质量手册及相关文件中的各项要求是否在工作中得到全面的落实。内部审核中发现的不符合项可以为医学实验室管理体系的改进提供有价值的信息，因此应将这些不符合项作为管理评审的审核部分。内部审核应满足以下几方面要求。

（1）医学实验室应根据文件要求，每12个月进行一次内部审核。但在区域集中检测初期，为了确保各基层医学实验室的运转和同质化要求，建议每年进行多次内部审核。

（2）内部审核应当制订方案，以确保质量管理体系的每一个要素至少每12个月检查一次。对于规模较大的医学实验室，比较有利的方式是建立滚动式审核计划，以确保管理体系的不同要素或医学实验室的不同部门在12个月内都能被审核。

（3）通常由医学实验室质量负责人组织内审，并担任内审组长。基层医学实验室人员较少，一般可由医学实验室负责人担任内审组长。要注意的是，医学实验室负责人的工作应由其他人员审核，以确保审核活动的质量符合要求。

（4）内部审核应由经过培训、具备资格的人员来执行，审核员对其所审核的活动应具备充分的技术知识，并专门接受过审核技巧和审核过程方面的培训。

对于区域集约化检验模式的内审而言，可以由各基层医学实验室自行制订内审方案，也可以由区域医学检验中心制订统一的内审方案。审核方案应考虑到过程的状态和重要性、被审核的管理和技术范围，以及之前的审核结果。应规定审核的依据、范围、频率和方法，并形成文件。只要资源允许，审核员应独立于被审核的活动。基层医学实验室如人员不足，可由区域医学检验中心委派熟悉该医学实验室运行的人员参与审核。

（5）医学实验室应编制书面文件，规定策划、实施审核、报告结果及保存记录的职责和要求。审核的关键步骤包括策划、调查、分析、报告、后续的纠正措施及关闭。被审核领域的负责人应确保在识别出不符合项时能立即采取适当的措施，以消除所发现不符合的原因。

5．外部机构的评审　区域医学检验中心可作为外部机构，对区域内基层医学实验室进行评审。如果外部机构的评审识别出医学实验室存在不符合或潜在不符合，适当时，医学实验室应采取适宜的应急措施、纠正措施或预防措施，以持续符合质量要求。医学实验室应保存评审及采取的纠正措施和预防措施的记录。

6．管理评审　医学实验室管理层应每12个月完成质量管理体系评审，以确保其持续的适宜性、充分性。实施管理评审应遵循以下几方面要求。

（1）管理评审应当注意到医学实验室的组织、设施、设备、程序和活动中已经发生的变化和需求发生的变化。内部或外部的质量审核结果、医学实验室间比对或能力验证的结果、认可机构的监督访问或评审结果以及客户的投诉都可能对体系提出改进的需求。质量方针和质量目标应当进行评审，必要时进行修订。应当建立下一年度的质量目标和措施计划。

（2）管理评审的输入至少应包括以下评估结果信息：①对申请、程序和样本要求适宜性的定期评审；②用户反馈的评审；③员工建议；④内部审核；⑤风险管理；⑥质量指标；⑦外部机构的评审；⑧参加医学实验室间比对计划；⑨投诉的监控和解决；⑩供应商的表现；⑪不符合的识别和控制；⑫持续改进的结果，包括纠正措施和预防措施现状；⑬前期管理评审的后续措施；⑭可能影响质量管理体系的工作量及范围；⑮员工和检验场所的改变；⑯包括技术要求在内的改进建议等。

（3）评审应分析不符合的原因、提示过程存在问题的趋势和模式的输入信息。评审应包括对改进机会和质量管理体系（如质量方针、质量目标）变更需求的评估。应尽可能客观地评估医学实验室对患者医疗贡献的质量和适宜性。

（4）应记录管理评审的输出，包括以下相关管理评审的决议和措施：①质量管理体系及其过程有效性的改进；②用户服务的改进；③资源需求。通常两次管理评审的时间间隔不宜大于 12 个月。质量体系初建期间，评审间隔宜缩短。管理评审的发现和措施应予以记录，并告知医学实验室员工。医学实验室管理层应确保管理评审决定的措施在规定时限内完成。

第二节　医学检验结果的质量保证

医学检验结果的质量保证需要实验室建立完善的质量管理体系并有效运行，其涉及室内质量控制、室间质量评价、检验项目结果比对、样本管理、设备维护和人员培训等方面。医学实验室主要通过使用质控品、建立质量控制记录和分析体系、定期参加外部质量评价等方式，确保检测结果的准确性和可靠性，这是医学检验结果质量保证中最基础、最重要的环节。因此，本节就室内质量控制、检验项目结果比对和室间质量评价三部分内容做重点介绍。

一、室内质量控制

室内质量控制（IQC）是检验结果质量保证的重要组成部分，是实现检验结果同质化的前提之一。为了保证区域内医学实验室检测系统的精密度，提高区域内医学实验室检测系统批内、批间样本检测的一致性，以确定实验结果是否可靠，是否可以发出报告，区域内医学实验室宜在采用相同的检测系统情况下，采用相同的质量控制策略、规范开展室内质控。

下面主要围绕定量检测项目的室内质控、定性检测项目的室内质控和室内质控室间化三部分内容讲述如何通过室内质控来保证区域内医学实验室检验结果的质量，提升检验结果同质化管理水平。

（一）相关定义与术语

（1）室内质量控制：检验人员按照一定的频度连续测定稳定样本中的特定组分，并采用一系列方法进行分析，按照统计学规律推断和评价本批次测量结果的可靠程度，以此判断检验报告是否可发出，及时发现并排除质量环节中的不满意因素。

（2）质量控制策略（quality control strategy，QCS）：质控品种类、每种检测频次、放置位置，以及用于质控数据解释和确定分析批是在控还是失控的规则。

（3）偏倚：指对系统测量误差的估计。

（4）精密度：在规定条件下，对同一或类似被测对象重复测量所得示值或测得值间的一致程度。

（5）随机误差（random error，RE）：在重复测量中按不可预见方式变化的测量误差的分量。

（6）系统误差（systematic error，SE）：在重复测量中保持恒定不变或按可预见方式变化的测量误差的分量。

（7）标准差（standard deviation，SD）：对同一被测量进行 n 次测量，表征测量结果分散性的量。

（8）变异系数（coefficient of variation，CV）：指原始数据标准差与原始数据平均数的比，反映数据的离散程度，可以消除测量尺度和量纲的影响。

（9）分析批：是指一个区间（即一段时间或一系列检测），预期在此区间内，检测系统的准确度和精密度是稳定的。

（二）定量检验项目的室内质量控制

医学实验室内开展的检验项目主要分为定量和定性两大类，一般以前者居多，其通过对样本中的化学物质或生物学性质进行定量分析，以指导临床疾病的诊断、治疗和预后判断。为了确保定量检验项目检测结果的准确性和可靠性，医学实验室应实施室内质量控制。

1. 定量检验项目室内质控的策略　区域内医学实验室须在明确检验质量要求的基础上，选择恰当的质控品，依据检验方法或检测系统的性能，制订质量控制策略，设定质量控制的性能，选择合适的质量控制规则。具体包括以下几方面。

（1）明确检验质量要求：医学实验室可以依据检验项目的允许总误差来确定质量要求，也可以依据临床研究结果得出的推荐指标、医疗机构内临床医生提出的建议指标、生物学变异确定的分析质量要求、室间质评数据设定的分析质量要求以及认可机构设置的最低标准作为检验项目的质量要求。当以上标准都缺乏时，区域内医学实验室可以依据区域内医学实验室长期不精密度数据来确定检验质量要求。

（2）选择质控品：区域内医学实验室宜选择相同的质控品，选择与检测样本相同基质、均一稳定、瓶间差远低于分析系统预期变异、开瓶后有效期内保持稳定、可储存一年用量的质控品。质控品最好是参与了预处理的过程，且步骤与备检样本相同。可根据区域内医学实验室实际情况选择定值或非定值质控品，在建立统计限之前可以选择使用定值质控品作为参考。应该选择内含成分处于医学决定水平浓度和／或方法学性能临界极值的质控品。通常需要为每个分析物选择覆盖整个测量范围的 2 ～ 3 个浓度质控品。

（3）确定方法性能：每种分析方法都有各自的性能指标，最关键的方法学指标是不精密度和偏倚。因此，区域内医学实验室首先应了解方法的稳定性如何，如分析误差预期的类型、大小和产生的频率。通过对质控品的重复检测求出方法学的不精密度。如果分析系统稳定，可以在不同检测日对每个水平质控品进行至少 20 次不同的检测，得到不精密度的初始评估。如果使用的是冻干质控品，建议在不少于 20d 内检测 20 瓶质控品。检测次数越多，不精密度评估越可靠。而方法学偏倚的估计可以通过与参考物质比较、室间质量评价或者区域内医学实验室间比对计划的同组均值比较、与另一方法测定患者样本的结果比较、与参考方法测定患者样本的结果比较获得。在实际工作中通常以医学实验室测定值与室间质评或能力验证均值的差值作为偏倚的估计。

（4）制订质量控制策略：制订质量控制策略时应确定质控品的数量、质控品检测次数、质控品在分析批中放置的位置以及应用的统计质控规则。为了检出分析性能、环境条件和操作者能力的变化，医学实验室应该通过对质控规则、质控品浓度水平及质控品检测频次的设计，使质量控制方法不但可以检出即刻误差，也可以监测方法学的精密度和正确度。具体包括以下几方面。

1）质控品数量和位置：区域内医学实验室可在分析系统或试剂厂商推荐的基础上根据不同情况统一增加或减少质控品测定次数和改变放置位置，但在每一个分析批长度内至少对质控品做一次检测。医学实验室应参考分析方法的类型和可能产生的误差类型，确定每批内质控品放置的位置。如果在规定批长度内进行非连续样本检测，则质控品最好放在样本检测结束前，以便可以检出随机误差。医学实验室在报告患者检测结果前必须完成质控检测和质控结果的评价。

2）质控规则：用 AL 表示质控规则，A 代表超过控制限 L 的质控测定数，L 代表从正态统计量得到的质控限。极差质控规则可表示为 RL，R 是同批检测中两个质控结果的绝对差，L 是由正态统计量得到的界限。质控规则应设计成可检出随机误差和系统误差。通常 1_{3S} 和 R_{4S} 可检出随机误差，2_{2S} 或连续 4 个质控值超过了均值加减一个标准差（4_{1S}），或连续 7～12 个质控值在均值的同一侧（$7\bar{x}$～$12\bar{x}$），可检出系统误差。医学实验室应该选择误差检出率≥ 90%，假失控率≤ 5% 的质控规则。工作中若将 1_{2S} 作为失控规则，会造成过高的假失控率。因此，一般不将其作为失控规则，尤其是质控品检测次数大于 1 时更应注意。误差检出能力取决于可用的质控品检测次数（N），N 越大，检出所用方法存在问题的概率越大。如果单规则 QC 程序在单个分析批内即可检出医学上重要的误差，则无须使用多规则程序，只有当需要将质控规则应用于更多检测次数以获得更高的误差检出率时，才需要选择多规则程序。

3）质控图：以质控图形式表示质控结果，有助于对质控结果的解释。最常用的是 Levey-Jennings 质控图（以下简称"L-J 图"）和 Z 分数图。

4）质控限设定：由均值和标准差计算出质控限，表示医学实验室使用的分析系统对某质控品做分析时具有的变异。质控品的均值和标准差应建立在医学实验室常规使用方法对质控品重复测定的基础上。最好在不同天内至少做 20 批的检测，如无法从 20d 内得到 20 个数据，至少在 5d 内每天做不少于 4 次重复检测来获得新批号质控品均值。新批号质控品的每个项目均应与现用的质控品做平行检测。若在相当长时间内操作稳定，有大量质控数据，则由此确定的标准差估计值可用于新批号。如无较好资料，则应重新做估计，最好在 20d 至少得到 20 个数据，在以后能有较长的稳定操作的数据时，计算的估计值更好，用其替代前者。由每个月质控数据对标准差进行估计，常因检测数的固有困难，造成月与月之间的变异较大，较好的方法是将较短周期内的质控数据累积起来，如累积连续 6 个月质控数据成为 6 个月累积值。

5）失控情况：对失控的最佳处理是确认问题的原因，发现问题并提出妥善的解决方法，消除失控的原因，并防止再次发生。区域内医学实验室应建立统一的制度，规定在出现失控时，必须有相应措施验证患者检测结果没有受到影响。

（5）预测质量控制的性能：质量控制的性能指标包括误差检出率和假失控率。当分析过程失控时，患者结果不可接受的预期数与质控规则、质控测定次数有关。可根据功效函数图或操作过程规范图预测出不同质控规则在不同质控测定结果个数时的误差检出率和假失控率。

（6）质控方法性能评价：质控方法性能与质控规则、质控测定次数相关。通过不同误差大小下分析批失控概率可评价质控方法的性能。质控方法性能评价方式有功效函数图法、操作过程规范

（operational process specifications，OPSpecs）图法。质控方法对分析批结果的判断通常分为在控和失控两种情况，并根据是否存在误差分析批来做出判断，分为无误差分析批和有误差分析批。无误差分析批是指分析过程除固有的随机误差外，没有其他误差；有误差分析批是指分析过程除固有的随机误差外，还存在其他的误差。误差和质控状态见表 1-1。

表 1-1　误差和质控状态

分析批	质控状态	
	失控	在控
有误差	真失控	假在控
无误差	假失控	真在控

真失控（true reject，TR）：质控方法对有误差分析批做出了失控判断；
假失控（false reject，FR）：质控方法对无误差分析批做出了失控判断；
假在控（false accept，FA）：质控方法对有误差分析批做出了在控判断；
真在控（true accept，TA）：质控方法对无误差分析批做出了在控判断。
质控方法性能评价的量化指标是误差检出率（probability for error detection，Ped）和假失控率（probability for false rejection，Pfr），增加 Ped 会增加 Pfr，高误差检出率和低假失控率的质控方法取决于医学实验室对各种质控规则的合理选择。误差和质控状态示例见表 1-2。

表 1-2　误差和质控状态示例

分析批	质控状态		
	失控	在控	总和
有误差	n_{TR}（100）	n_{FA}（100）	$n_{TA}+n_{FA}$（200）
无误差	n_{FR}（6）	n_{TA}（194）	$n_{FR}+n_{TA}$（200）

误差检出率（Ped）=$n_{TR}/(n_{TR}+n_{FA})$=100/200=0.50；
假失控率（Pfr）=$n_{FR}/(n_{FR}+n_{TA})$=6/200=0.03。
1）功效函数图法：质控方法设计能保证常规实验达到规定质量水平之上，反映分析批中存在随机、系统误差时分析批失控的概率。基于测定参数和特定的质控方法的功效函数图，能对质控规则和质控测定次数（N）做出优化选择，以自变量为临界系统误差（ΔSEc）和质控测定次数（N），或临界随机误差（ΔREc）和质控测定次数（N），因变量为误差检出率（Ped）做图，Y 轴截距为假失控率（Pfr）。这是分析批失控概率和随机误差、系统误差大小的关系图，也是建立质控方法选择和设计表格、操作过程规范图的基础。功效函数图法包括以下几个步骤：①确定质量目标（TEa）；②评价分析方法性能（CV%、Bias%）；③计算临界系统误差 ΔSEc=（TEa − Bias）/S − 1.65；④绘制功效函数图；⑤评价质控方法的性能特征；⑥选择质控规则及测定质控结果个数。从功效函数图上相应临界误差点读出误差检出率、假失控率。

临界系统误差 ΔSEc 是被检出的系统误差大小，以标准差倍数表示。因为 ΔSEc=（TEa–Bias）/ S – 1.65，所以 Sigma（σ）值 =ΔSEc ＋ 1.65=（TEa–Bias）/S；临界随机误差 ΔREc 在数值上等于波动状态或稳定时标准差之比，ΔREc=（TEa–Bias）/1.65S。

可以将经典的 Westgard 多规则逻辑判断图和 6σ 结合起来建立西格玛规则图法，见图 1-1 和图 1-2。

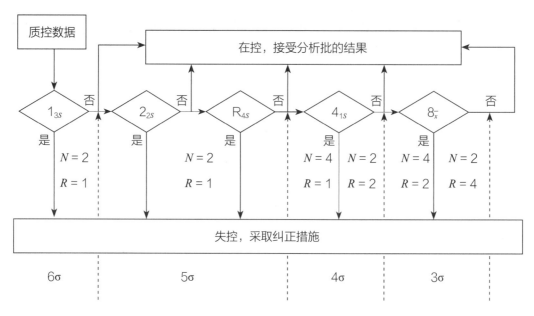

图1-1 2个浓度水平质控品的西格玛规则

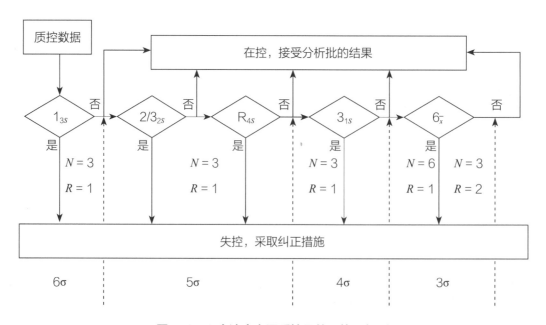

图1-2 3个浓度水平质控品的西格玛规则

σ值可描述测量程序的精密度和正确度与质量要求之间的关系，同时可计算医学临界系统误差，然后根据临界系统误差和质量控制方法的性能，选择适当的质控规则和每批质控测定次数。图1-1、图1-2中 N 代表每批质控测定个数，R 代表批数。

2）操作过程规范图法：可用于证实当前统计质量控制的方法是否适当或新的质控方法是否能达到分析质量要求。本方法不需要计算临界误差，简化了质控方法的设计过程，并减少了一些操作步骤。具体包括：①确定质量要求所需常规操作条件（精密度、准确度和质控方法）；②确定方法学性能（CV%、Bias%）；③计算规范操作点（CV%/TEa%）×100 和（Bias%/TEa%）×100；④利用操作过程规范图获取检测质控品数量；⑤描绘常规操作点；⑥如果常规操作点 N=2 或 3 时，能够保证90%的分析质量，那么就选择高误差检出率的质控策略；⑦如果常规操作点 N=2 或 3 时，达不到90%的分析质量保证，则查看是否能保证50%的分析质量，如果可以，则可以选择中度误差检出率的质控方法；⑧如果常规操作点 N=2 或 3 时，达不到50%的分析质量保证，则查看 N=4 或 6 时，是否能保证90%的分析质量，如果可以达到，则选择高误差检出率的质控策略；⑨如果 N=4 或 6 时，达不到90%的分析质量保证，则查看是否能保证50%的分析质量，如果可以达到，则可以选择中度误差检出率的质控方法；⑩如果 N=4 或 6 时，达不到50%的分析质量保证，则选择低误差检出率的质控策略。

3）质量控制方法选择和设计表格：质控选择表格是一种3×3表格，其确定了适合于九种不同分类检验程序的质控方法。对于单规则固定限质控方法和多规则质控方法，建立质控选择和设计表格的步骤大致相同，但在质控限的确定和质控方法的选择、设置方面有所不同。在实际操作中，应根据实验室的具体情况和质量控制要求，采用合适的质控方法和参数，确保检测结果的准确性和可靠性。表1-3和表1-4分别显示出两种质控选择和设计表格。表格的行代表临界系统误差（ΔSEc），描述过程能力。表格的列代表误差发生率（f），描述过程稳定性。临界系统误差 $\Delta SEc = [(TEa-|Bias|)/CV]-1.65$，允许总误差目前可采用全国临床检验室间质量评价标准和国家行业标准等。按照检验程序评价方案对区域内医学实验室定量测定的性能参数逐一进行评价，确定每一项目的不精密度（用 CV% 表示）和偏倚（用 Bias% 表示）。质控方法设计表格见表1-3和表1-4。

表1-3　单规则固定限质控方法设计表格

过程能力（ΔSEc）	过程稳定性（误差发生率，f）		
	差（>10%）	中度（2%～10%）	良好（<2%）
	1_{2S}, N=3～6	1_{2S}, N=2	1_{2S}, N=1
<2.0S	$1_{2.5S}$, N=6～8	$1_{2.5S}$, N=4	$1_{2.5S}$, N=2
	1_{3S}, N=6	1_{3S}, N=4	1_{3S}, N=6

续表

过程能力（ΔSEc）	过程稳定性（误差发生率，f）		
	差（＞10%）	中度（2%～10%）	良好（＜2%）
2.0～3.0S	1_{2S}，$N=2$	1_{2S}，$N=1$	$1_{2.5S}$，$N=1$
	$1_{2.5S}$，$N=4$	$1_{2.5S}$，$N=2$	1_{3S}，$N=2$
	1_{3S}，$N=6$	1_{3S}，$N=4$	$1_{3.5S}$，$N=4$
		$1_{3.5S}$，$N=6$	
＞3.0S	1_{2S}，$N=1$	$1_{2.5S}$，$N=1$	1_{3S}，$N=1$
	$1_{2.5S}$，$N=2$	1_{3S}，$N=2$	$1_{3.5S}$，$N=2$
	1_{3S}，$N=4$	$1_{3.5S}$，$N=4$	
	$1_{3.5S}$，$N=6$		

表1-4　多规则质控方法设计表格

过程能力（ΔSEc）	过程稳定性（误差发生率，f）		
	差（＞10%）	中度（2%～10%）	良好（＜2%）
＜2.0S	$1_{3S}/2_{2S}/R_{4S}/4_{1S}/12_{\bar{x}}$	$1_{3S}/2_{2S}/R_{4S}/4_{1S}/8_{\bar{x}}$	$1_{3S}/2_{2S}/R_{4S}/4_{1S}$
	$N=6$	$N=4$	$N=2$
2.0～3.0S	$1_{3S}/2_{2S}/R_{4S}/4_{1S}/8_{\bar{x}}$	$1_{3S}/2_{2S}/R_{4S}/4_{1S}$	$1_{3S}/2_{2S}/R_{4S}/（4_{1S}W）$
	$N=4$	$N=2$	$N=2$
＞3.0S	$1_{3S}/2_{2S}/R_{4S}/4_{1S}$	$1_{3S}/2_{2S}/R_{4S}/（4_{1S}W）$	$1_{3S}/（4_{1S}W）$
	$N=2$	$N=2$	$N=2$

表1-3、表1-4内 N 代表每批质控测定个数。多规则质控方法由"/"把质控规则联合起来，具有 W 的规则表明用它作"警告"规则，而不是判断失控的规则。

2．定量检验项目室内质控的操作　对于定量检验项目，欲规范开展室内质量控制工作，就会涉及质控图中心线（均值）的设定、质控限的设定、特殊情况的处理、质控品的更换、质控图绘制、质控结果的记录、质控方法的应用、失控情况的处理、失控原因的分析和室内质控数据管理等内容。

（1）质控图中心线（均值）的设定

1）稳定性较长的质控品。①暂定中心线（均值）的确定：至少10d有20次质控测定结果，剔除超过3S外的数据，计算出平均值和标准差，以此平均值作为暂定中心线（均值）。②常规中心线（均值）的建立：以暂定中心线作为剩下工作日室内质控图的中心线进行室内质控，第1个月结束后，将所有结果重新统计计算出累积平均值和标准差，以此累积平均值作为第2个月室内质控图的中心线进行室内质控，月末结束将2个月所有结果重新统计计算出累积平均值和标准差，以此累积平均值作为第3个月室内质控图的中心线进行室内质控，月末结束将3个月所有结果重新统计计算出累积平均值和标准差，以此3个月累积平均值作为常规中心线（均值）进行之后几个月的室内质控。

2）稳定性较短的质控品。在3～4d内，每天分析每水平质控品3～4瓶，每瓶进行2～3次重复。删除超过3S外数据后，计算平均值、标准差和变异系数，以此平均值作为质控图的中心线（均值）。

（2）质控限的设定

1）稳定性较长的质控品。①暂定标准差的设定：至少10d有20次质控测定结果，剔除超过3S外的数据，计算出平均值和标准差，以此标准差作为暂定标准差。②常规标准差的建立：以暂定标准差作为剩下工作日室内质控图的标准差进行室内质控，第1个月结束后，将所有结果重新统计计算出累积平均值和标准差，以此累积标准差作为第2个月室内质控图的标准差进行室内质控，月末结束将2个月所有结果重新统计计算出累积平均值和标准差，以此累积标准差作为第3个月室内质控图的标准差进行室内质控，月末结束将3个月所有结果重新统计，计算出累积平均值和标准差，以此3个月累积标准差作为常用标准差进行之后几个月的室内质控。

2）稳定性较短的质控品。在3～4d内，每天分析每水平质控品3～4瓶，每瓶进行2～3次重复。删除超过3S外数据后，计算平均值、标准差和变异系数，以此标准差作为质控图的标准差。将上述平均值乘以之前3～5个月累积变异系数（CV%）作为质控图的标准差。质控限通常是以标准差的倍数表示。医学实验室不同项目质控限的设定要根据采用的质控规则来确定。

（3）特殊情况的处理：某些不是每天开展的项目、试剂盒有效期比较短的项目，可采用格鲁布斯（grubbs，G）检验法开展室内质控。只需连续测定3次，即可对第3次检验结果进行检验和质控。计算出检验结果（至少3次）的平均值（$\bar{x}$）和标准差（S），计算统计量$G_{上限}$和$G_{下限}$值。

$$G_{上限}=(x_{最大值}-\bar{x})/S$$
$$G_{下限}=(\bar{x}-x_{最小值})/S$$

查G_α，n值表，将$G_{上限}$和$G_{下限}$值与G_α，n值进行比较。当$G_{上限}$和$G_{下限}$值$<G_{0.05}$，n时，表示在控，可以继续进行测定，并重复以上计算；当$G_{上限}$和$G_{下限}$值有一值处于$G_{0.05}$，n和$G_{0.01}$，n之间时，说明该值在$2\sim3S$；当$G_{上限}$和$G_{下限}$值有一值$>G_{0.01}$，n时，说明该值超出了3S，属失控。数值处于警告和失控时应舍去，重新测定该项目质控品和患者样本，当检测数据超过20个以后，可转入使用常规的质控方法进行质控。

（4）质控品更换：拟更换新批号质控品时，新批号质控品应与旧批号质控品同时进行测定3～5d，以确定新质控品中心线（均值）变化的原因。质控品中心线（均值）和质控限的设定见相关内容。

（5）质控图绘制和质控结果的记录：根据质控品的均值和质控限绘制Levey-Jennings质控图（单一浓度水平）、Z分数图或Youden图（不同浓度在同一张图上），将质控数据输入质控软件，保留质控原始数据。

（6）质控方法（规则）的应用：将设计的质控规则应用于质控数据，判断在控与否。

（7）失控情况的处理：一旦发现质控数据违背了质控规则，操作者应停止检测，根据失控规则分析误差类型，再根据误差类型分析产生误差的原因，采取纠正措施实施纠正，并对纠正措施的有效性进行验证，在确认纠正措施有效以后还须对上次质控在控至此次失控前检测的患者样本结果是否受到影响进行验证，最后再确认是否需要采取纠正措施防止类似问题再次发生。

1）改变习惯思维和做法：失控后不要简单地认为是质控品问题，也不能简单地进行质控品重复检测，质控品的复测只会拖延解决问题的时间。节约质控品不一定能节约成本，因为质控品的成本远低于患者样本重新检测所需的成本。

2）养成先分析原因，再解决问题的好习惯：①确定导致失控的误差类型，对解决失控问题很有帮助，因此，失控后首先应该检查控制图或违反的规则以确定误差类型，如果能进一步将系统误差分为漂移或趋势，则帮助更大。1_{3s} 和 R_{4s} 规则，通常提示随机误差增加；2_{2s}、4_{1s} 和 $10_{\bar{x}}$ 规则，往往说明是系统误差。②根据误差类型确定潜在原因，导致系统误差的问题比导致随机误差的问题更常见，也更容易解决。可能导致系统误差的因素包括更换试剂批号、更换校准品批号、错误的校准值、试剂准备不当、试剂变质、校准品变质、试剂或校准品储存不当、因取样器调整不当或定位错误导致的样本或试剂量改变、孵育器和反应块的温度变化、光度计的光源老化、操作者更换导致的程序变化。可能导致随机误差的因素包括试剂或试剂管道中的气泡、试剂未充分混匀、温度和孵育不稳定，以及每个操作者取样、计时的差异等。样本或注射器中偶然存在的气泡或有问题的测试单元导致检测结果不稳定是另一种类型的随机误差，称为飞鸟事件，室内质控很难抓住飞鸟事件，但重复检测患者样本可能可以检出此类事件。

3）考虑多项目间的共性问题：如果许多项目同时失控，应针对这些项目间的共性问题进行原因分析和排查。

4）考虑与近期变化有关的原因：①突然的漂移源于某个近期的变化，如更换试剂、启用了新批号试剂、近期的校准或更换了校准品批号。一旦发现漂移，操作者应检查试剂、校准、维护记录，以找到解决问题的线索。②很长一段时间内发生的趋势性变化可能比单一的漂移更难解决，趋势性变化可能源于试剂的缓慢变质、校准漂移、仪器温度的变化、滤光片或灯泡的老化。③随机误差不能被预测或量化，发现和解决比较困难。④随机误差大多源于试剂、试剂管道或加样（试剂）注射器中的气泡，或试剂未充分混匀、溶解，或移液器吸头未正确安装，或移液器中有凝块，或移液器不精密，或电源供应问题乃至电源波动。⑤通过检查可观察到许多随机误差的来源，因此，仔细检查试剂及加样（试剂）注射器的抽取和排出动作，通常能够发现问题的原因。⑥如果检查过程中没有发现问题，可查阅故障排查指南和厂家建议。⑦对患者样本的重复检测也被推荐用于对随机误差的监控。

5）验证并记录纠正措施：发现失控原因之后必须予以纠正，并再次检测所有质控品以验证纠正措施；若在控，则应重新检测失控批患者样本；必须将失控分析与纠正措施一起记入文件，并撰写不常见原因分析报告，以便今后解决同类问题。

6）建立故障排查指南：不同方法的误差来源不尽相同，应基于经验和某个系统的运行历史，为每个检测系统建立故障排查指南。区域集约化医学实验室可基于各医学实验室的经验形成一套统一的失控原因分析流程，供操作者参考。

（8）室内质控数据的管理：区域内每个医学实验室需明确规定在发出患者检验报告前应分析室内质控数据，发现失控时应按失控情况处理，撰写失控分析报告。保存室内质控数据，按月或按批号对室内质控数据进行统计处理，并对室内质控数据做周期性评价。

3. 应用患者数据的质量控制方法 相较于室内质控品，具有成本低、无基质效应、可连续实时进行监测以及对分析前误差敏感等特点。

（1）患者结果均值法：包括正态均值法和浮动均值法。

1）正态均值法：应考虑以下 5 个重要的参数或统计量。①患者样本数据的平均值；②患者样本测定结果的总体标准差；③分析标准差；④计算患者样本平均值的样本量；⑤质控限确定的假失控率。此外，还应考虑患者样本均值舍弃异常值的界限（上限和下限）。

2）浮动均值法：是建立在连续的多组患者结果均值基础上的质控算法，此种算法原理简单，但公式较复杂。浮动均值法的控制限一般定为 ±3%。

（2）差值检查法：对某一具体的患者来说，若其情况稳定，则实验结果也应基本稳定。因此，在患者情况稳定时，患者连续实验结果之间的差值，即 Δ（delta）值应该很小。如果 Δ 值很大并超过预先规定的界限，则表明可能存在下列三种情况之一：①患者样本的实验结果确实有了变化；②样本标记错误或混乱；③计算 Δ 值的两个结果值之一有误差。

通常以下列两种方式来计算 Δ 值。

Δ（实验单位）＝第二次结果 – 第一次结果；

Δ（%）＝100×（第二次结果 – 第一次结果）/ 第二次结果。

（3）患者样本双份检测的极差质控图法：某些检验程序采用双份检测，此时使用患者样本双份检测值的差异能确定检验程序的批内标准差，也能应用双份检测的极差来检出批内随机误差。双份检测值的差值可以绘制在休哈特极差质控图上，其质控限可从差值的标准差计算出来。也可由下面的公式从双份检测的标准差（$S_{双}$）导出双份检测极差的控制限。

$$R_{0.025} 控制限 = S_{双} \times 3.17;$$
$$R_{0.01} 控制限 = S_{双} \times 3.64;$$
$$R_{0.001} 控制限 = S_{双} \times 4.65。$$

（三）定性检测项目的室内质量控制

定性检测是根据预先设定的临界值将检验结果判断为阴性或阳性。每一个定性检测程序，每一批分析至少要包括一个阴性和一个弱阳性控制品；而对于产生分级或滴度结果的检验程序，要包括阴性控制品和具有分级或滴度反应性的阳性质控品。选择合适浓度的室内质控品，尤其是弱阳性质控品，以及定性检测质控结果的判断，是定性检测项目室内质量控制的两个关键步骤。

1. 选择合适浓度的室内质控品　定性检测室内质控品建议至少选择 2 个水平质控品，一个阴性，一个弱阳性。阴性质控品浓度一般为临界值的 0.5 倍，弱阳性质控品浓度一般为临界值的 2 ～ 3 倍，且阴性和弱阳性质控品基质尽量和患者样本一致，以确保质控品的准确性和可靠性。而引进新检测方法或更换新的试剂批号时，可以选择强阳性患者血清作为验证检测试剂"HOOK 效应"的质控品。

2. 定性检测质控结果判断　定性检测质控结果判断，目前学界观点不一，有的学者认为可以将定性检测结果转换为定量表达方式，再绘制 Levey-Jennings 质控图，用 Westgard 多规则进行质控。有的学者认为 Westgard 多规则质控理论的基础是检测结果呈正态分布，而定性检测结果不一定呈正态分布，所以定量检测的质控结果判断不适用于定性检测。因此，对于定性检测而言，只要质控结果符合预期响应值（即弱阳性质控品检测结果为弱阳性，阴性质控品检测结果为阴性）就可以判为在控。

（四）室内质控室间化

室内质控室间化是实现检验结果同质化的有效途径之一。区域医学检验中心应负责质控平台的搭建，确定质控品、质控策略、质控结果的监控和反馈等，区域内各医学实验室应按规定开展室内质量控制并在质控平台上上传质控结果，并对发现的问题及时采取措施进行纠正。

1. 用室内质量控制数据进行区域内医学实验室间比对　通过选择使用相同品牌和批号的质控品，区域医学检验中心利用质控平台组织区域内医学实验室间比对计划。通过统计分析区域内所有医学实验室该计划的数据来确定：①各医学实验室内和区域内医学实验室间的不精密度；②区域内医学实验室间同一方法组的偏倚；③精密度和相对偏倚的分析与统计参数。

医学实验室通过质控平台不仅可了解自己医学实验室的质控情况，也可以知晓自己医学实验室和区域内其他医学实验室的差异。实施区域内医学实验室室内质量控制数据室间比对是室间质量评价的有效补偿，有利于促进区域内医学实验室间检验结果的一致，因此，应鼓励医学实验室积极参与区域内医学实验室间室内质控数据的比对计划。

2. 用患者数据百分位数（中位数）进行医学实验室间比对　区域医学检验中心可以要求区域内医学实验室通过质控平台每天上传自己医学实验室患者数据的百分位数（中位数），从而组成患者数据百分位数（中位数）医学实验室间比对计划，可用于评估区域内单个医学实验室的实验质量、稳定性和变异来源以及医学实验室间结果的可比性，也可用于评估医学实验室常规条件下质量是否持续得到满足，还可用于发现医学实验室主要偏倚来源。结合区域内医学实验室日常室内质量控制室间化，将患者样本检测结果的统计量进行医学实验室间比对，是实现检验结果同质化的有效途径。

二、检验项目结果比对

检验项目的结果比对包括不同检测系统间、不同人员间、不同医学实验室间检测同一项目的结果比对，是保证检验结果一致、可比、同质的有效途径。

（一）不同检测系统间检验结果的比对

医学实验室使用同一检测系统的多个模块、使用不同的检测系统、多地点或场所使用的检测系统（如中心实验室、急诊实验室、发热门诊实验室）检测同一患者样本，以及检测的样本类型不同但临床预期用途相同，且测量单位相同或可换算时，医学实验室应该建立患者样本结果可比性方法，规定比较程序和所用设备、方法，根据检验项目的预期用途和性能要求，参考制造商或研发者声明的标准、国家标准、行业标准、地方标准、团体标准、公开发表的临床应用指南和专家共识等制订适宜的检测系统结果间可比性的判断标准。在检测系统启用前，应进行全面的检测系统间可比性验证。常规使用期间，医学实验室可利用日常工作产生的检验和质控数据，或临床医生反馈的意见，定期对检测系统间结果可比性进行评审，如不再满足检验结果预期用途的要求，应根据评估结果，采用适宜的方案，重新进行检测系统间可比性验证。当不同检测系统对同一被测量给出不同测量区间及检测系统的任一要素（如仪器、试剂、校准品等）变更时，应分析这些改变对检测系统间结果可比性的影响，需要时，采用适宜的方案重新进行检测系统间可比性验证，告知临床医生结果可比性的任何变化并讨论其对临床活动的影响。医学实验室应对比较的结果进行整理、记录，适当时迅速采取措施；应对发现的问题或不足采取措施并保存实施措施的记录。

当医学实验室使用的检测系统 ≤ 4 套时，可根据检测系统分析性能的确认或验证结果、室内质控和室间质评的表现、不确定度评估等情况，确定医学实验室内的参比系统，医学实验室使用其他检测系统检测结果与参比系统的测量结果进行比对，计算每个检测系统结果与参比系统检测结果的偏差，5 份样本中有 4 份检验结果的偏差符合医学实验室制订的判断标准，即为可比性验证通过。必要时，可适当增加检测样本量，如果 90% 以上的样本检测结果偏差符合医学实验室制订的判断标准，即为可比性验证通过。若比对样本量达到 20 份或以上时，比对结果仍不符合判断标准，医学实验室应对其他影响结果可比性的因素进行分析并采取相应措施。若医学实验室使用检测系统数量 > 4 套时，可以选用均值法：以全部系统结果的均值作为参考值，计算全部检测系统结果的极差，若相对极差（R）值符合医学实验室制订的判断标准，即为可比性验证通过；若 R 值不符合医学实验室制订的判断标准，表明结果差异最大的两个检测系统结果可比性不符合要求，分析并剔除偏差较大的检测系统的结果后重新计算 R 值，直到剩余检测系统结果符合可比性要求。适用时，还可以依据医学实验室所用测量系统的不精密度，确定比对样本的浓度范围和重复检测次数。比对方案的制订可参考《医疗机构内定量检验结果的可比性验证指南》（WS/T 407—2012）。

（二）不同人员间检验结果比对

随着科学技术的快速发展，尽管医学实验室检测逐步趋于自动化、模块化和智能化，但是仍有一些检验项目需要手工操作或者通过仪器筛检后需要人工复核才能最终完成检测，出具检验报告，如血液分析仪检测后的人工显微镜检查、尿液分析仪检测后的人工显微镜检查等。为保证医学实验室内不同检测人员检测这些项目时能够提供一致、可比的检测结果，医学实验室应制订不同项目检测人员间检测结果定期比对的方案并实施，比对方案至少包括比对项目、比对人员、比对频次（至少每半年 1 次）、比对样本选择（符合不同专业要求，覆盖高、中、低或阴性、弱阳性、阳性水平）和比对符合性判断标准（依据结果报告方式制订）等内容。

（三）区域内医学实验室间检验结果比对

为实现区域内医疗机构医学实验室间检验结果的可比、一致，推进检验结果互认，区域医学检验中心应制订区域内医学实验室检验项目结果比对方案并实施。可采用分割样本、室内质控数据或患者检测结果统计量进行区域医疗机构医学实验室间结果比对。分割样本比对至少每半年进行一次，每次比对 5 份临床样本，要求 4 份以上样本检测结果在规定范围内或结果一致（≥ 80% 符合）。定量项目比对的评价标准可采用国内外室间质量评价标准或根据生物学变异导出的允许总误差标准。

三、室间质量评价

室间质量评价（EQA）是确定某个医学实验室某项检测能力的重要方式之一。室间质量评价是由外部室间质量评价机构组织，采取一定的方法，连续、客观地评价医学实验室的结果，发现误差并校正结果，对医学实验室的检测能力进行评估的方法。通过参与 EQA，医学实验室可对自己的测定操作进行纠正，推动检测质量不断改进。EQA 作为医学实验室执业许可或医学实验室认可质量评价依据时，常被描述为医学实验室能力验证（proficiency testing，PT）。

（一）能力验证 / 室间质评计划

1. 能力验证 / 室间质评活动的选择 EQA 作为重要的外部质量评价活动，寻求并参加 EQA 是医学实验室的责任和义务。医学实验室应结合自身需求，制订参加 EQA 的程序，包括参加 EQA 工作计划和不满意结果处理措施等内容。应根据人员、方法、场所和设备等变动情况，定期审查和调整 EQA 计划。制订 EQA 计划时应至少考虑人员的培训、知识和经验，IQC 情况，检测和检验的数量、种类及结果的用途，检测和检验技术的稳定性，以及是否有适当的 EQA 活动。

医学实验室可通过中国合格评定国家认可委员会（CNAS）网站的能力验证专栏查询能力验证提供者（proficiency testing provider，PTP）相关信息，实验室优先选择按照 ISO/IEC 17043 运作的 PT/EQA 计划。建议区域内医学实验室在区域医学检验中心的协同下参加相同的能力验证 / 室间质评计划：①CNAS 认可的及已签署 PTP 相互承认协议（multilateral recognition arrangement，MRA）的认可机构认可的 PTP 在其认可范围内运作的 PT 计划；②未签署 PTP、MRA 的认可机构依据 ISO/IEC 17043 认可的 PTP 在其认可范围内运作的 PT 计划；③国际认可合作组织运作的能力验证计划，如亚太实验室认可合作组织（Asia Pacific Laboratory Accreditation Cooperation，APLAC）等开展的 PT 计划；④国际权威组织实施的实验室间比对，如国际计量局（Bureau International des Poids et Measures，BIPM）、亚太计量规划组织（Asia Pacific Metrology Programme，APMP）等开展的国际、区域实验室间比对；⑤依据 ISO/IEC 17043 获准认可的 PTP 在其认可范围外运作的能力验证计划；⑥行业主管部门或行业协会组织的医学实验室间比对；⑦其他机构（如区域医学检验中心）组织的医学实验室间比对。

2. 室间质量评价结果的分析与解读 EQA 作为一种质量控制工具，可以帮助医学实验室通过分析检测中存在的问题，采取相应的措施提高检验质量。尽管很多医学实验室参加了 EQA，但仍有部分医学实验室未能充分利用它来解决实际工作中存在的问题。

（1）室间质量评价的主要用途

1）识别医学实验室间的差异，评价医学实验室的检测能力：EQA 报告可以帮助医学实验室监督者（如卫生行政主管部门）、医学实验室用户（如医生、护士和患者）、医学实验室管理人员和技术人员发现该医学实验室和其他医学实验室检测水平的差异，可以客观地反映出该医学实验室的检测能力。

2）识别问题并采取相应的改进措施：帮助医学实验室发现问题并采取相应的改进措施是 EQA 的重要作用之一。常见导致 EQA 失败的原因包括：①检测仪器未经校准，未有效维护；②未做 IQC 或 IQC 失控；③试剂质量不稳定；④实验人员的能力不能满足实验要求；⑤检测结果计算或抄写错误；⑥EQA 样本处理不正确；⑦EQA 样本本身存在质量问题。

3）改变实验方法：如果医学实验室拟改变实验方法和选购新的仪器时，EQA 报告可以帮助医学实验室做出选择。通过分析医学实验室 EQA 信息资料，可确认更准确、可靠、稳定的实验方法或仪器。选择新的检测系统时可做如下考虑：①找出多数医学实验室采用的检测系统；②比较不同系统的靶值或公议值；③分析了解不同医学实验室检测系统的区别。

4）确定重点投入和培训需求：EQA 可以帮助医学实验室确定需要加强培训的检测项目，若多次检测结果与预期结果不符，说明该实验室在该检测项目上存在较多问题，需要更多的关注和投入，并加强技术人员的培训。

5）医学实验室质量的客观证据：EQA 结果可以作为医学实验室质量稳定与否的客观证据。EQA 作为质量保证的手段之一，以获得满意的质评结果来证明医学实验室检测系统的准确性和可靠性。即使室间质评成绩不理想，若医学实验室分析检测过程，查找问题，采取改进措施并加以记录，也可以作为检验质量保证的有利证据。

6）支持医学实验室认可：在医学实验室认可领域中，EQA越来越受到各地实验室认可组织的重视，成为医学实验室认可活动不可或缺的一项重要内容。在医学实验室认可中，EQA是医学实验室检测能力得到认可的主要依据，ISO 15189认可准则中，对没有参加EQA的项目其检测能力一般不予承认。

7）增加医学实验室用户的信心：满意的EQA成绩可以为医学实验室检测结果的临床应用提供准确、可靠的诊疗支持，增加医学实验室用户的信心。

（2）室间质量评价结果分析

1）不合格结果的调查：任何医学实验室均有可能出现不合格的EQA结果。不合格的EQA结果提示可能在样本处理或分析过程中存在不恰当的情况。

2）不合格结果原因分析：医学实验室应在不合格数据收集和核查的基础上，分析发生错误问题的根本原因。EQA不合格结果的原因包括：①人员培训不充分或无效；②操作人员无EQA方面经验，不清楚或不了解EQA；③监督人员沟通或说明不充分；④使用设备不正确或不恰当；⑤工作场所设计不当等。

3）不合格项目的整改和督查：医学实验室应基于不合格结果的根本原因，采取相应的纠正和预防措施，并对纠正措施的有效性进行监控与验证。验证措施包括申请测量审核，以及与其他医学实验室进行比对。应按要求保存或提交相关整改资料。

（二）正确度验证计划

能力验证/室间质量评价靶值的确定对医学实验室能力的评价非常关键，如果参加某项能力验证/室间质量评价的医学实验室数量较少或者医学实验室上报的结果离散度较大，靶值或公议值容易偏离真值。

目前，能力验证/室间质量评价靶值的确定方法按照靶值的不确定度大小，由小到大依次分为以下几种。①已知值：由检测物品配方决定的结果；②有证参考物质：由决定性方法确定；③参考值：由一个可溯源到国家或国际标准的标准物质或标准方法进行分析、测量或比对检测物品所确定的值；④从专家实验室得到的公议值：有能力的专家实验室（可以是参考实验室）利用已知的具有高精密度和高准确度并可与通常使用的方法比较的有效方法，确定实验中被测量的值；⑤从参加实验室得到的公议值。

从客观、公正、科学、正确的角度考虑，能力验证提供者应该采用不确定度较小的方法来评价医学实验室的能力，靶值的确定尽可能不受方法学差异、参加医学实验室数量等因素影响。然而，在临床医学领域，几乎不存在由检测物品配方决定的已知值，由决定性方法确定的有证参考物质也屈指可数。随着我国经济的蓬勃发展，体外诊断仪器试剂生产企业和医学领域的能力验证提供者纷纷建立医学参考实验室，越来越多的参考方法被列入国际检验医学溯源联合委员会（Joint Committee for Traceability in Laboratory Medicine，JCTLM）项目列表中，医学参考实验室获得CNAS认可的数量也在增加，其中包括国家卫生健康委员会临床检验中心和上海市临床检验中心的医学参考实验室及其组织开展的代谢物/总蛋白正确度验证计划、脂类正确度验证计划、酶学正确度验证计划、糖化血红蛋白正确度验证计划、电解质正确度验证计划、类固醇激素正确度验证计划、维生素检测及正确度验证计划、甲状腺功能相关项目检测及正确度验证计划、同型半胱氨酸正确度验证计划、全血细胞计数正确度验证计划、小分子激素正确度验证计划、特殊蛋白正确度验证计划、凝血因子正确度验证计划等。因此,上述这些项目可以通过参加正确度验证计划,采用参考方法测得值作为靶值,来对医学实验室的检测能力进行客观、公正、科学、正确的评价。但是限于样本来源和互通性问题,可能无法满足所有医学实验室都参与正确度验证计划,所以我们呼吁区域医学检验中心积极参与此类正确度验证计划,以证实自身的检测能力,并采用新鲜血(如全血、血清、血浆)传递的方式来解决区域内其他医学实验室检测结果的正确性、可比性和一致性问题。

(王青　蒋玲丽　朱俊　娄娇　杨雪)

第二章
临床血液和体液学检验结果同质化管理

医学检验质量同质化管理作为避免患者重复检查、促进医疗服务共享机制、增强医疗机构之间协同性的重要举措,得到了各部门的大力支持,并在历次深化医药卫生体制改革方案中被一再强调。本章将对临床血液和体液学检验结果同质化管理现状、同质化项目选择的基本原则和具体要求、同质化项目的具体实施方案等进行逐一阐述。

第一节 临床血液和体液学检验结果同质化管理现状

临床血液和体液学检测项目覆盖面广,包括血液一般检查、尿液一般检查、粪便检查、体液与分泌物检查、骨髓检查、溶血检查、出凝血检查和血液流变学检查等,在血液系统、泌尿系统、消化系统、中枢神经系统等疾病的临床诊断和治疗中发挥重要作用。然而,患者在不同医院就医时被医生要求重新检测,主要原因在于病情一直处于变化中,前次检查结果不一定能够客观准确反映当前的病情情况。形态学检验是血液检验、体液检验的难点,对白血病、脑膜癌、消化道肿瘤等具有重要的诊断价值,而不同医疗机构检验人员制片和阅片水平差异较大;检测设备性能和检测流程质量管理也存在差异,难以实现真正意义上的"同质化"。因此,在检验项目同质化管理中,各医疗机构需充分考虑检验前、中、后各个阶段的影响因素。

第二节 临床血液和体液学同质化项目选择的基本原则

临床血液和体液学领域同质化管理的项目主要为血常规、尿常规、粪便常规、凝血检查等。

一、基本原则

临床血液和体液学领域同质化项目选择的原则包括以下四个方面。

(一)临床常用检验项目

工作量大、临床常用和临床需求是同质化项目选择时需考虑的三个因素。具有此类特征的项目进行同质化可极大地减轻患者就诊负担，有效利用医疗卫生资源。

在临床基础检验项目中，临床常规开展、使用频率高、申请便捷的典型项目（如血常规、尿常规、粪便常规）可作为同质化的首选项目。

（二）检测结果重复性好

应当选择稳定性较好、可采用室内和室间变异系数等评价的项目作为同质化拟开展的检验项目。

1. 医学实验室内的变异系数小 同质化检验项目应优先考虑医学实验室内变异系数小的检测项目，如血常规检验中红细胞计数（RBC）、白细胞计数（WBC）、血红蛋白（Hb）、血小板计数（PLT）及血小板比容（PCT）等。

2. 医学实验室间的变异系数小 同质化检验项目必须具有较好的重复性，即结果相对稳定，不会因所用的仪器、试剂等因素，对检验结果产生较高的偏差，影响临床医生对疾病的判断。

2020年8月，北京市、天津市、河北省和山东省卫生健康委员会联合印发《关于公布2019—2020年度京津冀鲁地区医疗机构临床检验结果互认医疗机构名单的通知》（京卫医〔2020〕57号），文件明确了部分血液、体液同质化项目的不精密度及重复性要求，见表2-1。

表2-1 血液、体液同质化项目的不精密度及重复性要求

项目名称	室内不精密度	重复性
白细胞计数（WBC）	≤ 6.0%	± 15%
红细胞计数（RBC）	≤ 2.5%	± 6%
血红蛋白（Hb）	≤ 2.1%	± 6%
血小板计数（PLT）	≤ 8.0%	± 20%
血细胞比容（HCT）	≤ 4.0%	± 9%
凝血酶原时间（PT）	正常水平：≤ 6.5% 异常水平：≤ 10.0%	± 15%
国际标准化比值（INR）	正常水平：≤ 6.5% 异常水平：≤ 10.0%	± 20%

（三）临床应用价值高

检验同质化项目应尽可能选取对疾病诊治更为明确的项目，即临床应用价值高、可直接评估患者病情严重程度或直接诊断患者病因的项目，如血常规检验中的白细胞计数，该结果值高往往提示机体存在相关感染、炎症等。血红蛋白、红细胞计数、血细胞比容三个项目的联合检测可直接判断患者的贫血类型及严重程度。血液和体液细胞形态学检查因不同医院技术人员的能力差异较大，较难实现同质化管理，但随着数字化阅片、AI阅片技术的成熟和应用，亦将逐渐实现同质化管理。

（四）具有统一技术标准

拟开展同质化的检验项目应当选择具备统一技术标准，便于开展质量评价的项目。选择范围包括满足国家级质量评价指标、参加国家级质量评价计划、结果合格的检验项目，和/或满足地方质量评价指标、参加省市级临床检验中心组织的质量评价计划、结果合格的检验项目。

二、基于同质化推进项目的互认

基于同质化推进的互认检验项目，近年来国家卫生健康委员会和各省市卫生健康委员会纷纷出台文件，针对比较成熟的检验项目，推荐互认。

（一）国家卫生健康委员会临床检验中心推荐的互认项目

2019 年国家卫生健康委员会临床检验中心推进的医疗机构临床检验结果互认项目中，临床血液检验项目可实现互认的项目包括白细胞计数、红细胞计数、血红蛋白、血小板计数、红细胞比容、平均红细胞体积、平均红细胞血红蛋白含量、平均红细胞血红蛋白浓度。

2022 年 2 月，国家卫生健康委员会等四部门联合制定了《医疗机构检查检验结果互认管理办法》，旨在推进检查检验结果互认并共享，提高医疗资源利用率，减轻人们就医负担，保障医疗质量和安全。各省级卫生行政部门要结合实际情况建立本辖区内的检查检验结果互认体系，明确互认机构范围、条件、诊疗项目（内容）及技术标准等，优先选取稳定性好、具有统一技术标准、便于开展质量评价的检查检验项目进行互认。医疗机构和医务人员应当在不影响疾病诊疗的前提下，对已纳入检查检验结果互认体系的医疗机构出具的检验结果予以认可，不再进行重复检查。对于确需再次进行检查检验的，应当做好解释工作，充分告知患者或其家属检查的目的及必要性等。

（二）上海市卫生健康委员会推荐的互认项目

根据上海市卫生健康委员会印发的《上海市进一步规范医疗行为促进合理医疗检查的实施方案》（沪卫医〔2021〕62 号），临床血液、体液检验项目中可实现互认的项目包括白细胞计数、红细胞计数、血红蛋白浓度、血小板计数、红细胞比容、平均红细胞体积、平均血红蛋白量、平均血红蛋白浓度、凝血酶原时间、凝血酶原时间标准化比值、纤维蛋白原、抗凝血酶、尿液促绒毛膜性腺激素。

第三节　临床血液和体液学同质化项目的具体要求

临床血液和体液学同质化项目的具体要求涉及质量管理体系同质化、检验结果报告格式统一、室间质量评价符合要求、室内质量控制符合要求、医学实验室间检验结果一致性、质量指标符合要求等方面。

一、质量管理体系同质化

质量管理体系（QMS）是组织指导和控制质量的管理系统，旨在科学协调各项质量相关活动，提供合理的方法指导，从而满足质量管理目标。质量管理体系同质化是指医学实验室须在质量管理体系各要素中体现相对一致性，使得医学实验室间提供一致性的满足于临床和患者的服务，最终实现医学实验室的质量服务持续改进并被患者认可、各医疗单位互认。临床血液和体液检验质量管理要求适用于血液常规检验、尿液常规检验、粪便常规检验、出凝血检验、白带检验、精液检验、前列腺液检验、脑脊液检验、胸（腹）腔积液检验、关节腔积液检验、胃液检验、血细胞形态学检验、尿液有形成分检验、其他体液细胞形态学检验和寄生虫检验等。

临床血液和体液实验室间需有一套相对统一、完善的规章制度，包括质量管理和控制文件。首先，需有合理和完善的组织管理结构并明确责任，建立有效的质量管理体系，以专人管理、有唯一编号的各类受控文件为载体，制订满足临床服务的血液、体液实验室各项规范，要求其为临床和患者提供有关检验的咨询服务，及时、正确、充分、有效地解决服务对象的各种投诉，准确识别和及时控制检验流程中的不符合事件，并采取及时有效的应急和纠正措施，对不符合事件的潜在原因采取主动预防措施，最终实现质量管理的持续改进。同时，还要求及时、完整地记录质量管理活动的重要过程和结果，以便医学实验室定期进行客观的内部审核和全面的管理评审。其次，临床血液和体液实验室应能满足临床和患者需求、配置合理、人员具备技术能力、室内设施和环境安全、设备需校准和验证并正确维护保养、试剂耗材质量合格且存取有序、信息系统满足检验要求。在此前提下，才能保证临床血液和体液实验室检验前、中、后环节的质量。

（一）规章制度

临床血液和体液实验室通常有4种文件：政策文件、过程文件、程序文件和记录文件。建立质量管理体系，应首先构建文件化体系。之后，所有实施质量管理过程的活动均以文件化规定作为指导。

1. 政策文件　政策文件即质量方针文件，是描述临床血液和体液实验室管理组织、满足外部（如监管或认可部门）和内部（如医学实验室自身）质量要求总目标的框架性文件，用于表达医学实验室承诺并回答"要做什么"。

2. 过程文件　过程文件是表达临床血液和体液实验室满足质量政策的活动过程，回答"如何做"的流程性文件，描述一组有相互关联或相互作用的各项检验活动所需的正确顺序，表现为活动的输入转化为活动的输出。每项质量方针有一个或多个过程，每个过程需表明由"谁"（常为一个以上部门或人员）负责完成。过程文件可用过程图或表格文件描述，如关于质量管理文件的创建、审查和批准过程，可分别由指定的编写者、审核者、批准者负责；进一步可规定，编写者完成各类文件编写，审核者负责各类文件审核，批准者负责各类文件批准等。

3. 程序文件　程序文件是表达临床血液和体液实验室如何一步一步实施并完成既定过程的操作性文件，回答"具体如何操作"。程序文件是真正落实质量管理的核心文件，其每个操作步骤的细节均应来自权威的最新指南或制造商操作说明书，程序文件与检验结果的准确性密切相关。

4. 记录文件　记录文件是显示各种检验活动过程的真实轨迹，用于记录检验活动数据、信息或结果，可提供各种活动的证据，因而具有溯源性。纸质或电子记录文件通常为空白表格、标识或标签，如在其上填入或输入数据、信息或结果后就成了完整记录。

（二）人员

人员是医学实验室质量管理体系中最为关键的要素和最宝贵的资源。与"组织"要素中的人员相比，此处指个体，要点是医学实验室如何保证有数量足够、资质合格、训练有素的各层次员工，包括员工任职资质、新员工轮转、员工培训管理、员工能力评估、员工继续教育和专业发展、员工绩效评估和员工聘用等。

1. 人员配置　临床血液和体液实验室人员配置应满足如下要求：①血细胞分析复检样本的数量每日在100份以下时，至少配备2人，复检样本每日在100～200份时，至少配备3～4人；②体液学样本量每日在200份以下时，至少配备2人，每日在200～500份时，至少配备3～4人；③若采用自动化仪器进行形态学筛检，可适当减少人员数量。

2. 员工档案　应先建立和维护员工人事档案流程，再落实到创建和维护员工档案的标准操作规程（standard operating procedure，SOP）。

3．员工培训与考核 应先制订文件化培训规划，再细化每位员工的培训计划。应针对各类员工在多个关键时段（如检验操作时、检验程序发生改变时、员工能力评估失败时）进行培训。要在多个层次对所有员工进行培训，包括质量管理体系、安全、监管、信息系统、检验岗位任务等。

临床血液和体液实验室应选择适用的参考资料，如血液细胞形态学图谱及各种专业书籍，也可以选择专业网站上的形态学资料。形态学检查技术主管人员应有专业技术培训（如进修学习、参加形态学检查培训班等）经历及考核合格证明材料（如合格证、学分证等）；其他形态学检验人员应接受定期培训与考核。

（1）血液形态学检验人员应能识别的细胞和寄生虫范围不少于：①正常红细胞、异常红细胞（如大小异常、形状异常、血红蛋白含量异常、结构及排列异常等）；②正常白细胞（如中性杆状核粒细胞、中性分叶核粒细胞、嗜酸性粒细胞、嗜碱性粒细胞、淋巴细胞和单核细胞）、异常白细胞（如幼稚细胞、中性粒细胞毒性变化、奥氏小体、中性粒细胞核象变化、中性粒细胞胞核形态异常、与遗传因素相关的中性粒细胞畸形及淋巴细胞形态异常等）；③正常血小板、异常血小板（如血小板大小异常、形态异常、聚集性和分布异常等）；④寄生虫（如疟原虫、微丝蚴、弓形体及锥虫等）。

（2）体液形态学检验人员应能识别的有形成分范围不少于：①尿液中的红细胞、白细胞、鳞状上皮细胞、肾小管上皮细胞、移行上皮细胞、吞噬细胞；宽管型、细胞管型、脂肪管型、颗粒管型、透明管型、红细胞管型、蜡样管型、白细胞管型；细菌、寄生虫、真菌、无定形晶体、草酸钙结晶、胆固醇结晶、胱氨酸结晶、三联磷酸盐结晶、尿酸结晶、胆红素结晶、酪氨酸结晶、尿酸铵结晶、污染物、黏液丝、精子。②脑脊液中的淋巴细胞、单核细胞、中性粒细胞、新生隐球菌。③浆膜腔积液中的中性粒细胞、淋巴细胞、单核细胞、嗜酸性粒细胞、嗜碱性粒细胞、巨噬细胞、间皮细胞。④关节腔积液中的中性粒细胞、淋巴细胞、单核细胞、组织细胞、滑膜细胞、狼疮细胞。⑤支气管肺泡灌洗液中的中性粒细胞、淋巴细胞、嗜酸性粒细胞、巨噬细胞、红细胞和细胞碎片。⑥其他体液中的红细胞、白细胞、细菌、真菌、寄生虫或卵。

（3）考核方式及要求：通过识别显微镜下摄影图片（至少50幅，包括正常和异常形态的细胞或有形成分）或其他形式进行形态学考核，检验人员应能正确识别至少80%。

（4）员工能力评估：临床血液和体液实验室需每年对员工的工作能力进行评估（即能否胜任岗位工作）。对于新进员工，尤其是从事血液、体液形态学识别的人员，在最初的6个月内至少进行2次能力评估。当职责变更、离岗6个月以上返岗，或程序、政策、技术有变更时，需对员工进行再培训和再评估，合格后才可继续上岗，并记录培训和评估情况。

（三）设备

设备指通用和特定检验设备、仪器试剂和分析系统，包括计算机硬件和软件系统。此处侧重描述医学实验室设备的选用与安装、校准和维修等活动，以确保各种设备的预期用途等。

（1）合格设备：医学实验室应制订仪器设备管理的程序文件，内容包括设备安装确认、运行确认、性能确认、记录文件、授权使用等。设备性能须确认符合国际、国家、地方、专业组织要求及制造商声称的性能。

（2）仪器校准：医学实验室需制订仪器校准的流程，以及选择校准品进行校准、接受和拒绝标准、校准实际频率与预期频率比较等程序。医学实验室应制订设备主清单，其中需反映设备的购置费用、数量、类型和所处的实际位置、维护计划和工作日历。

（3）应按国家法规要求对强制检定设备进行检定：应进行外部校准的设备，如果符合检测目的和要求，可按制造商校准程序进行。应至少对分析设备的加样系统、检测系统、温控系统进行校准

（适用时）。分析设备和辅助设备的内部校准应符合相关标准要求。

（4）血液分析仪的校准应符合相关标准要求，包括：①应对每一台仪器进行校准；②应制订校准程序，内容包括校准物来源、名称、校准方法和步骤、校准周期等；③应对仪器不同吸样模式（如自动、手动和预稀释模式）进行校准或比对；④可使用制造商提供的配套校准物或校准实验室提供的定值新鲜血进行校准；⑤应至少6个月进行一次校准。

血液分析仪校准前的性能要求，包括：①背景计数，应符合仪器说明书标示的性能要求；②携带污染率，应符合仪器说明书标示的性能要求；③精密度，应符合仪器说明书标示的性能要求，同时应满足临床需要；④线性要求，应符合仪器说明书标示的性能要求，同时应满足临床需要。

血液分析仪应校准的项目包括白细胞计数、红细胞计数、血红蛋白含量、血小板计数、红细胞压积、平均红细胞体积等。血液分析仪须进行校准的几种情况：①血液分析仪投入使用前（新安装或旧仪器重新启用）；②更换部件进行维修后，可能对检测结果的准确性有影响时；③仪器搬动后，需要确认检测结果的可靠性时；④室内质量控制显示系统的检测结果有漂移时（排除仪器故障和试剂的影响因素后）；⑤比对结果超出允许范围；⑥医学实验室认为需进行校准的其他情况。

凝血分析仪校准的项目应包括光路、机械位等的校准及定标曲线等。更换不同批号试剂后应重新制作定标曲线，凝血酶原时间（prothrombin time，PT）应更新国际敏感指数（international sensitivity index，ISI），同时满足以下要求：①按厂商说明书进行仪器硬件维护保养（温控、光路）；②精密度，应满足厂商说明书标示的性能要求；③纤维蛋白原（fibrinogen，Fg）、D-二聚体、纤维蛋白降解产物（fibrin degradation products，FDP）、抗凝血酶（antithrombin，AT）等项目需进行定标。

用于尿液有形成分分析的水平式离心机应有盖，应能提供400g的相对离心力（relative centrifugal force，RCF）。实验室应每12个月对离心机进行校准。

应定期监测血涂片染液、骨髓染液、尿蛋白、尿糖、粪隐血等项目复核试剂的有效性。

（5）设备维护与维修：设备发生故障后，应首先分析故障原因。如果设备故障可能影响方法学性能，故障修复后，应通过以下合适的方式进行设备相关的检测、验证：①对可校准的项目实施校准验证，必要时实施校准；②质控品检验，与其他仪器或方法比对；③通过以前检验过的样本再检验。

医学实验室应复核设备故障对之前检验的影响，并采取应急措施或纠正措施。

（四）试剂和耗材

1. 试剂的接收、入库和存放　试剂接收后，保管员应进行审查，对试剂进行初检，如检查品名、规格、批号、厂家、商标、包装、破损等情况，并与货物凭证逐项核对，及时填写收货记录。收货记录一般包括品名、规格、日期、数量、接收人、供货厂家、厂址、外观（包装、容器、封闭）等。将经初验合格、同意收货的试剂外包装进行清洁除尘，按试剂的特性存放于指定的、环境合适的区域，堆放整齐。验收中如发现数量不足、包装损坏、与货物凭证明显不符等情况，应予拒收，并通知管理部门与供应方协商解决，并做好记录。部分试剂经审查入库后，需在特殊条件下储存的必须专柜储存，专人保管，保持试剂的稳定性。试剂存放处应具有干燥、通风、防潮、防尘、防虫鼠等措施，保管员每3个月对各种试剂进行检查。危险品、化学品须双人双锁储存。

2. 试剂的出库及使用　为确保新批号试剂检测结果的一致性和稳定性，仪器操作人员在更换试剂时，除登记试剂的批号外，还需做平行比对实验。

3. 配制试剂的储存要求和平行实验　配制的试剂应在医学实验室操作区内保存，除执行试剂储存要求外，还应特别注意其外观的变化。由操作人员负责保管，过期不得使用，须重新配制。部分试剂需避免阳光直射。操作人员应注意室内温、湿度变化，高温季节应将试剂放于冰箱内保存。

配制试剂要封口严密，瓶口或盖损坏要及时更换。所有配制试剂标签必须有明确标识，包括试剂名称、内容、质量、浓度、存储条件、试剂收到日期、分装日期、失效期。镜检用的自配稀释液，除需肉眼观察其均匀度和透明度外，还应检查空白计数。

4. 保存影响检验试剂和耗材性能的记录 包括但不限于以下内容：试剂和耗材的标识、制造商名称、批号或货号、供应商或制造商的联系方式、接收日期、失效期、使用日期、停用日期（适用时）、接收时的状态（如合格或损坏）、制造商说明书、试剂和耗材初始准用记录、证实试剂和耗材持续可使用的性能记录。当医学实验室使用配制试剂或自制试剂时，除记录上述内容外，还需记录制备人和制备日期。

（五）环境监测

临床血液和体液实验室应合理分配开展工作的空间，其设计应确保项目开展的质量、安全和有效，以及医学实验室员工、患者和来访者的健康、安全。医学实验室应评估和确定工作空间的充分性和适宜性。在医学实验室主场所外的地点进行的原始样本采集和检验，如医学实验室管理下的即时检验，也应具备类似的条件（适用时）。

临床血液和体液实验室空间布局和检验流程应满足检验质量和安全的需求，分区明确，流程合理。①对影响检验质量的出入口区域进行控制（进入控制宜考虑安全性、保密性、质量和通行做法）。②应保护医疗信息、患者样本、医学实验室资源，防止未授权访问。③检验设施应保证检验项目的正确实施。这些设施包括能源、照明、通风、供水、废物处理和环境条件。④医学实验室内的通信系统需与机构的规模、复杂性相适应，以确保信息的有效传输。⑤提供安全设施和设备（如应急疏散装置、冷藏或冷冻库中的对讲机和警报系统、便利的应急淋浴和洗眼装置等），定期检测其功能并做记录。⑥医学实验室应保持设施功能正常、状态可靠。工作区应洁净并保持良好状态。

当存在可能影响样本、结果质量和／或员工健康的情况时，医学实验室应监测、控制和记录环境条件。应关注样本采集或收集时采集容器、采集时间、保存和运送设施，以及开展该活动时的光照、粉尘浓度、有毒有害气体、电磁干扰、温度、湿度、电力供应、声音等因素，以确保这些因素不会使结果无效或对所要求的检验质量产生不利影响。

医学实验室相邻部门之间如有不相容的业务活动，应彻底分隔。在检验程序可产生危害，或不隔离可能影响检验效果时，应制订操作流程防止交叉污染。条件允许时，临床血液和体液实验室应就部分检验项目提供安静和不受干扰的工作环境，如细胞病理学筛选、血细胞显微镜分类。

血液和体液实验室保存临床样本和试剂的设施应设置目标温度和允许范围，并记录，应有温度失控时的处理措施并记录规范。必要时，临床血液、体液实验室可配置不间断电源（uninterruptible power supply，UPS）和／或双路电源以保证关键设备（如需要控制温度和连续监测的分析仪、冰箱等）的正常工作。

二、检验结果报告格式统一

判断检验结果是否异常需要综合考虑多个因素，其中包括参考区间、可靠性、结果报告、临床符合性评价等。

检验结果应使用规范的测量单位，尽可能使用 SI 单位，如白细胞绝对计数的单位为"$\times 10^9/L$"；抗凝治疗监测时，PT 的报告方式是使用国际标准化比值（international normalized ratio，INR）。血涂片检验疟原虫结果阳性时，应同时报告可能的类型，并建议报告红细胞感染率，供临床医生参考。

尿液检验报告中的形态学检验项目，应只报告筛查后的最终唯一结果，必要时可另附相关说明。尿液沉渣显微镜检查宜以每高/低倍视野中的形态数量报告结果。血细胞分析生物参考区间宜参考国家已颁布的行业标准。

对于凝血检验项目，更换新批号试剂时，如试剂敏感度差异明显，应重新验证生物参考区间，PT 应更新 ISI 值，并建议建立本地 ISI。如部分活化凝血活酶时间（activated partial thromboplastin time，APTT）用于监测肝素治疗时，建议建立 APTT 肝素治疗范围。如试剂敏感度接近时，可使用 5 份健康人样本进行结果比对，以确认生物参考区间的适用性。验证方法举例：①确认医学实验室使用的分析系统与制造商提供生物参考区间的分析系统相同；②确认检验项目针对的人群相同；③确认检验前过程和分析检测程序一致；④每组用 20 份健康人样本检测后进行验证。

应至少使用 20 份健康人尿液样本验证尿液有形成分分析仪检验项目的生物参考区间。

三、室间质量评价符合要求

室间质量评价计划是医学实验室质量保证的重要外部监测工具。在我国，按《医疗机构临床实验室管理办法》（卫医发〔2006〕73 号）规定，医学实验室应当参加室间质评机构组织的临床检验室间质量评价。目前，室间质量评价成绩仍作为卫生行政主管部门和医院管理者评价医学实验室质量的依据，也是不同地区、不同医学实验室间同质化管理的重要环节。

四、室内质量控制符合要求

室内质量控制的目的在于使医学实验室尽快识别检测系统中的异常变化，因其可导致报告错误、检验结果的失误风险显著增加，可对临床决策产生不利的影响。室内质控主要用于监测检测系统的稳定性，同时必须与患者临床诊疗风险相结合。医学实验室室内质控主要通过周期性检测质控品，以质控结果评估检测系统的稳定性。若质控结果在可接受范围内，则证明检测系统稳定，提示医学实验室报告的检测结果可靠性极高，有助于提高临床决策效率。若质控结果不在可接受范围内，则证明检测系统不稳定，需采取纠正措施，并在实施纠正措施后，重测质控品和失控批患者样本。

临床血液和体液实验室应制订室内质控 SOP。应根据检验样本数量、仪器运行时间、试剂和质控品的稳定性等情况定期实施室内质控，要求检测当天至少进行 1 次质控；发生失控应及时纠正，并进一步查找原因，采取纠正措施和/或预防措施；填写失控分析报告，并对失控前所报告检验结果的可靠性进行验证。

1. 质控品 宜使用配套质控品，使用非配套质控品时应评价其质量和适用性；定量项目应至少使用 2 个浓度水平（含正常和异常水平）的质控品进行室内质控；定性项目应至少使用阴性和（弱）阳性质控品进行室内质控。

2. 质控数据

（1）质控图：Levey-Jennings 质控图或类似的质量控制记录应包含检测质控品的时间范围、质控图的中心线和质控限、仪器/方法名称、质控品的名称、浓度水平、批号和有效期、试剂名称和批号、每个数据点的日期、操作人员的记录。

（2）质控图中心线的确定：血细胞计数质控品测定应在每天的不同时段（间隔 2～5h），至少检测 3d，至少使用 10 个检测结果的均值作为质控图的中心线，每天对浮动均值进行监测并记录，根据浮动均值偏倚情况来发现系统误差、校准漂移等问题。凝血检验质控品测定应在每天上午、下午，各测 1 次，至少检测 10d，至少使用 20 个检测结果的均值作为质控图的中心线，1 月份结束后重新计算均值作为 2 月份质控图的中心线，2 月份结束后重新计算 1 月份和 2 月份的累积均值作为 3 月份质控图的中心线，3 月份结束后重新计算 1 月份、2 月份和 3 月份的累积均值作为全年质控图的中心线。尿液干化学质控品测定应在使用新批号质控品的最初 4 ～ 5d 的不同时段，至少完成 20次测试，使用 70% 以上频次的检测结果作为质控图的中心线。血液流变学、尿液有形成分质控品测定应在每天上午、下午各测 1 次，至少检测 10d，至少使用 20 个检测结果的均值作为质控图的中心线。红细胞沉降率质控品测定应在使用新批号质控品的最初 10d，每天至少检测 1 次，至少使用 10个检测结果的均值作为质控图的中心线，1 个月结束后累积计算该月所有数据的均值作为该批号质控品质控图的中心线。新批号质控品在日常使用前应通过检测确定质控品的均值，制造商规定的质控品范围只能作为参考，通常医学实验室确定的均值宜在配套质控品的允许范围内。对于凝血检验，更换新批号试剂或仪器后，应重新确定质控品的均值。质控品均值的计算方法参见相关标准。

（3）标准差的确定：标准差的计算方法参见相关标准。

（4）质控结果记录：将室内质控结果及时输入质控软件，形成质控图，保留原始记录。

（5）失控判断规则：定量项目应使用满足质量要求的失控规则，定性项目阴、阳性结果不能混淆，阳性结果偏差不超过一个等级。

（6）失控报告记录：应涵盖失控情况的描述、原因分析、纠正措施及纠正效果的评价等内容。

（7）质控数据的管理：按质控品批次或每月统计 1 次，至少保存 6 年。

（8）记录审核：医学实验室负责人应至少每月对室内质量控制记录进行审查并签字。

五、医学实验室间检验结果一致性

医学实验室应参加匹配的相关检验和检验结果解释的能力验证或医学实验室间比对计划；应监控医学实验室间比对的结果，当不符合预定的评价标准时，应实施纠正措施；应制订参加医学实验室间比对的程序文件，该程序包括职责规定、参加说明，以及任何不同于医学实验室间比对计划的评价标准。

1. 室间质评　临床血液、体液实验室应制订医学实验室间比对 SOP，如参加国家卫生健康委员会、省市级临床检验中心组织的室间质评计划；应保留参加室间质评的结果和证书。医学实验室负责人应监控室间质评活动的结果，并在结果报告上签字。血液、体液检测质量控制应满足《各专业质量控制允许误差范围》中的要求。

2. 替代方案　对于无室间质评计划的检验项目，可采取多种方式进行替代评估，如历史结果核验、病史回顾、人机比对或制订与其他医学实验室比对的 SOP 并实施，以确定检验结果的可接受性。具体要求：①比对医学实验室的选择原则：已获认可或使用相同检测方法，或使用配套系统的医学实验室；②样本数量：至少包括正常和异常水平的 5 份临床样本；③频率：至少每年 2 次；④判定标准：应有 ≥ 80% 的结果符合要求。

3. 检验结果的可比性　临床血液、体液实验室应制订检验结果比对 SOP，并满足以下要求。

（1）医学实验室用两套及以上检测系统检测同一项目时，应有比对数据表明其检测结果的一致性，定量检测项目可参考相关标准。

（2）使用不同生物参考区间的凝血分析仪检测同一项目时，不宜进行比对，但应进行医疗安全风险评估；定性检测项目比对偏差应不超过 1 个等级，且阴性不可为阳性，阳性不可为阴性；尿液干化学分析仪和尿液有形成分分析仪如比对仪器型号不同，那么比对结果应至少与临床意义一致。

（3）应定期（至少每 6 个月 1 次，每次至少 5 份临床样本）进行形态学检验人员以及仪器间临床样本的结果比对并记录。

（4）不同检测系统全血细胞计数、凝血检测等结果比对判断标准为允许总误差的 1/2 或参考我国行业标准《临床血液学检验常规项目分析质量要求》（WS/T 406—2012）。尿液有形成分分析比对结果应满足仪器厂商说明书标示的性能或医学实验室规定的性能。形态学检验人员白细胞分类计数结果比对判断标准宜参考相关标准。其他体液有形成分检查人员间结果比对判断标准应满足医学实验室规定的要求，阴、阳性结果不能混淆，阳性结果偏差不超过 1 个等级。不同血液分析仪之间白细胞分类结果比对应满足：①中性粒细胞 ≤ 10.0% 时，指定值 ±1.0；> 10.0% 时，指定值 ±10%；②淋巴细胞 ≤ 10.0% 时，指定值 ±2.0；> 10.0% 时，指定值 ±20%；③单核细胞 / 嗜酸性粒细胞 / 嗜碱性粒细胞 ≤ 10.0% 时，指定值 ±3.0；> 10.0% 时，指定值 ±30%（表 2-2）。

（5）比对结果 80% 以上符合要求为合格。

（6）比对记录应由医学实验室负责人审核并签字，记录至少保留 6 年。

表 2-2　临床血液、体液室间质量评价允许误差范围（T 为指定值）

项目	允许误差范围
白细胞计数	T±15.0%
红细胞计数	T±6.0%
血红蛋白测定	T±6.0%
红细胞比容测定	T±9.0%
血小板计数	T±20.0%
平均红细胞体积	T±7.0%
平均红细胞血红蛋白量	T±7.0%
平均红细胞血红蛋白浓度	T±8.0%
白细胞分类计数	中性粒细胞 ≤ 10.0% 时，T±1.0，> 10.0% 时，T±10%；淋巴细胞 ≤ 10.0% 时，T±2.0，> 10.0% 时，T±20%；单核细胞 / 嗜酸性粒细胞 / 嗜碱性粒细胞 ≤ 10.0% 时，T±3.0，> 10.0% 时，T±30%
凝血酶原时间 / 凝血酶原时间标准化比率	T±15%
部分凝血活酶时间	T±15%
纤维蛋白原测定	T±20%
尿液蛋白质	T±"1＋"（但不改变阴、阳性）
尿液隐血	T±"1＋"（但不改变阴、阳性）
尿液白细胞酯酶	T±"1＋"（但不改变阴、阳性）
尿液亚硝酸盐	T±"1＋"（但不改变阴、阳性）
尿液胆红素	T±"1＋"（但不改变阴、阳性）
尿液尿胆原	T±"1＋"（但不改变阴、阳性）
尿液葡萄糖	T±"1＋"（但不改变阴、阳性）

续表

项目	允许误差范围
尿液酮体	T±"1＋"（但不改变阴、阳性）
尿液酸碱度	T±1.0
尿液比重	T±0.005
血细胞形态学识别	符合率≥80%
寄生虫形态学识别	符合率≥80%
尿液沉渣形态学识别	符合率≥80%
其他体液细胞形态学识别	符合率≥80%
网织红细胞计数（手工法）	$-3 \leqslant (x-T)/S \leqslant 3$
红细胞沉降率测定	≤10mm/h 时，T±3.0； ＞10mm/h 时，T±30%
血液黏度切变率	T±3S
尿人绒毛膜促性腺激素	符合率≥80%
粪便隐血	符合率≥80%
凝血因子（Ⅱ、Ⅴ、Ⅶ、Ⅷ、Ⅸ、Ⅹ、Ⅺ、Ⅻ）	T±20%
D-二聚体	T±3S
尿液有形成分分析（仪器法）	T±40% 或 RBC、WBC±18/μL， EC±20/μL，CAST±3/μL
网织红细胞计数（仪器法）	T±3S
纤维蛋白原降解产物	T±3S
抗凝血酶	T±15%
全血细胞计数正确度验证	RBC：T±3.0%；WBC：T±5.6%； Hb：T±2.7%；HCT：T±3.0%； PLT：T±8.9%

4. 医学实验室结果比对的时机　发生下列情况时，医学实验室应进行结果比对：①室内质控有漂移趋势时；②室间质评结果不合格，采取纠正措施后；③更换试剂批号（必要时）；④更换重要部件或重大维修后；⑤软件程序变更后；⑥临床医生对结果的可比性有疑问时；⑦患者投诉对结果可比性有疑问（需要确认时）；⑧需要提高周期性比对频率时（如每季度或每月）。

六、质量指标符合要求

临床血液的质量指标要求可参考我国行业标准《临床血液学检验常规项目分析质量要求》（WS/T 406—2012），同一医学实验室内不同血液分析仪间结果比对要求见表2-3。

表2-3　同一医学实验室内不同血液分析仪间结果比对要求

项目	比对偏差
白细胞计数	≤ 7.5%
红细胞计数	≤ 3.0%
血红蛋白测定	≤ 3.5%
血小板计数	≤ 12.5%
红细胞比容	≤ 3.5%
平均红细胞体积	≤ 3.5%
平均红细胞血红蛋白量	≤ 3.5%
平均红细胞血红蛋白浓度	≤ 3.5%

第四节　临床血液和体液学检验结果同质化的实施方案

临床血液和体液学检验结果同质化的实施方案包括首次评审和定期监督两大部分，具体要求如下。

一、首次评审

检验结果准确、可靠是临床检验工作的首要目标，也是精准医疗的重要组成部分。医学实验室认可是"权威机构对某一组织和个人有能力完成特定任务做出正式承认的程序"。通过医学实验室认可的作用：①提升医学实验室的质量管理水平，提高医学实验室数据的可靠性；②减少检测中的失误，降低由于工作失误所带来的成本；③提高各方对医学实验室结果的信任度，增强医学实验室的竞争力；④优化公共资源利用，并通过互认减少重复性检测，从而为医学实验室服务对象节省成本等。

（一）评审方式

1. 质量管理体系试运行　以申请CNAS认可为例，医学实验室应具有明确的法律地位，符合CNAS认可准则，应遵守CNAS认可规则、认可政策的有关规定，履行相关义务，则具备申请认可条件。医学实验室按CNAS-CL02：2012《医学实验室质量和能力认可准则》建立质量管理体系并至少运行6个月，至少进行一次完整的管理评审和内部审核，CNAS秘书处才予以正式受理。

2. 正式申请阶段　正式申请材料应以纸质文件的形式寄往CNAS秘书处，待审查（主要为文件评审）通过后即正式受理，并于3个月内安排现场评审。申请书附表包括医学实验室申请认可的血液和体液检验能力范围、医学实验室人员一览表、医学实验室需检定/校准的仪器一览表、医学实验室参加能力验证/医学实验室间比对情况一览表、医学实验室自我核查表等。医学实验室提供现行有效的程序文件，包括检验项目/参数的量值溯源一览表；检测系统/方法的分析性能验证报告、检测系统/方法日常质量控制方案；生物参考区间/危急值的评审报告（至少说明来源、适用人群）等。

3. 首次现场评审阶段　CNAS评审组会提前将现场评审正式通知发往申请的医学实验室，评审组长、观察员和技术专家组成的评审组会对申请的医学实验室进行现场评审。首次现场评审会议中，医学实验室为评审组配备陪同人员，确定评审组的工作场所及所需资源。现场实验包括留样重测或比对实验。评审员对评审中发现的主要问题向血液、体液实验室负责人加以说明并报告评审情况，确认不符合项和观察项，提出整改要求和具体整改验证日期。医学实验室针对不符合项和观察项的根本原因，制订详细的纠正措施并落实具体实施；在实施完成且效果良好的前提下，将纠正措施、实施记录、见证文件或照片等整理成书面材料，即为见证材料。CNAS秘书处负责将评审报告及其推荐意见提交给评定委员会，评定委员会对申请方与认可要求的符合性进行评价并做出决定。

（二）评审内容

1. 人员配置及岗位职责 血液和体液实验室应至少有1名具有副高及以上专业技术职务任职资格，从事医学检验工作至少5年的人员负责技术管理工作。血液、体液实验室负责人应具有中级及以上技术职称，从事血液、体液学检验至少3年。所有专业技术人员应具有检验专业的教育经历。认可的授权签字人应具有中级及以上专业技术职务任职资格，从事申请认可授权签字领域专业技术工作至少3年。有颜色视觉障碍的人员不应从事涉及辨色的血液学检验。

医学实验室专业技术人员的岗位职责应包括但不限于以下内容：①样本的采集与处理；②样本检测；③质量保证；④报告的完成、审核与签发；⑤检验结果的解释。临床血液和体液实验室应统计不合格样本（如样本量不符合要求、样本溶血等）的比率，并与临床科室共同进行原因分析，采取相应措施改进工作质量。

2. 医学实验室安全 医学实验室应实施安全风险评估，如果设置不同的控制区域，应制订针对性的防护措施及合适的警告标识。

3. 环境温度、湿度要求 用于保存临床样本和试剂的设施应设置目标温度和允许范围，应依据所用分析设备和实验过程对环境温度、湿度的要求，制订温度、湿度控制要求，并记录。血液、体液实验室应有温度、湿度失控时的处理措施并记录。必要时，医学实验室可配置不间断电源和/或双路电源以保证关键设备（如需要控制温度和连续监测的分析仪、培养箱、冰箱等）的正常工作。

4. 仪器设备的校准维护及故障处理 应按国家法规要求对强检设备进行检定。应进行外部校准的设备，如果符合检测目的和要求，可按制造商校准程序进行。应至少对分析设备的加样系统、检测系统、温控系统进行校准（适用时）。

5. 样本采集与处理 所有类型的样本应有采集说明。具体样本采集要求可参考相关行业标准或指南。需注意的是，一些由临床工作人员负责采集的样本不要求医学实验室准备详细的采集说明，如骨髓样本的采集，但医学实验室需提供有关技术方面的说明，如合格样本的要求和运输条件等。血细胞分析样本的采集应使用EDTA抗凝剂，除少数静脉取血有困难的患者（如婴儿、大面积烧伤或需频繁采血进行检查的患者）外，尽可能使用静脉穿刺方式采集样本。出凝血检验样本的采集应符合《血浆凝固实验血液标本的采集及处理指南》（WS/T 359—2011）的要求。应针对检验项目明确列出不合格样本的类型（如有凝块、采集量不足、肉眼观察有溶血的样本等）和处理措施。出凝血检验的临床样本宜在采集后1h内离心并分离血浆；若样本不能在采集后4h内检测，应分离出血浆并转移至洁净干燥符合要求的试管中，将试管加盖并保存于−20℃，于2周内完成检测。进行疟原虫检查的静脉血样本应在采集后1h内同时制备厚片和薄片。如果超过1h，应提示处理时间。

6. 仪器的性能验证及复检程序 血液分析仪的性能验证内容至少应包括精密度、正确度、可报告范围等，宜参考《临床血液学检验常规项目分析质量要求》（WS/T 406—2012）。尿液干化学分析仪性能验证的内容至少应包括阴性和阳性符合率。尿液有形成分分析仪性能验证的内容至少应包括精密度、携带污染率和可报告范围。

医学实验室应制订血细胞分析的显微镜复检程序，在检验结果出现异常计数、警示标志、异常图形等情况时对结果进行确认，复检确认程序应包括建立或验证显微镜复检程序的方法和数据，验证结果假阴性率应≤5%。应用软件有助于显微镜复检的有效实施。显微镜复检记录、复检涂片至少保留2周。

条件允许的情况下，尿液样本应全部进行显微镜有形成分检查；如使用自动化仪器做有形成分筛检，医学实验室应制订尿液有形成分分析的显微镜复检程序，并进行确认，如明确显微镜复检程序制订的依据、方法；规定验证方法及标准，对复检程序进行验证，假阴性率应≤5%。

7. 生物参考区间的确定　血细胞分析生物参考区间宜参考《血细胞分析参考区间》（WS/T 405—2012）。应至少使用20份健康人尿液样本验证尿液有形成分分析仪检验项目的生物参考区间。对于出凝血检验项目，更换新批号试剂时，如试剂敏感度差异明显，应重新验证生物参考区间；如试剂敏感度接近，可使用5份健康人样本进行结果比对，以确认生物参考区间的适用性。供参考的验证方法有：①确认医学实验室使用的分析系统与制造商提供生物参考区间的分析系统相同；②确认检验项目针对的人群相同；③确认检验前程序和分析检测程序一致；④每组用20份健康人样本检测后进行验证。

8. 血液、体液分析项目的质量控制　每个新批号的质控品在日常使用前，应通过检测确定质控品均值，制造商规定的"标准值"只能作为参考，通常医学实验室确定的质控品均值应在配套定值质控品的允许范围内。质控品均值的计算方法参见《临床实验室定量测定室内质量控制指南》（GB/T 20468—2006）；血液、体液实验室应按照CNAS-RL02：2018《能力验证规则》的要求参加相应的能力验证/室间质评，保留参加能力验证/室间质评的结果和证书。血液、体液实验室负责人或指定人员应监控能力验证/室间质评的结果，并在结果报告上签字。

9. 内部与外部结果比对　通过与其他血液、体液实验室（如已获认可的医学实验室、使用相同检测方法的医学实验室、使用配套系统的医学实验室）比对的方式确定检验结果的可接受性时，应满足如下要求：①规定比对医学实验室的选择原则；②样本数量，至少5份，包括正常和异常水平；③频率，至少每年2次；④判定标准，应有≥80%的结果符合要求。

另外，血液、体液实验室内部结果比对应符合如下要求：①医学实验室用两套及以上检测系统检测同一项目时，应有比对数据表明其检测结果的一致性，实验方案可参考《医疗机构内定量检验结果的可比性验证指南》（WS/T 407—2012）。②使用不同生物参考区间的出凝血分析仪间不宜进行比对，但应进行医疗安全风险评估。③应定期（至少每6个月1次，每次至少5份临床样本）进行形态学检验人员的结果比对、考核并记录。④应定期进行仪器法间白细胞分类计数正常样本的结果比对。⑤比对记录应由医学实验室负责人审核并签字，记录至少保留6年。

10. 血液、体液分析项目的报告方式　检验结果应使用规范的测量单位，尽可能使用SI单位，如白细胞绝对计数的单位为"$\times 10^9/L$"；抗凝治疗监测时，PT的报告方式是使用INR。血涂片检验疟原虫结果阳性时，建议同时报告鉴定结果。当血液检验的首次结果提示患者可能正处于有生命危险的边缘状态时，应视该检测结果为危急值，并及时启动危急值处置流程。

（三）同质化项目清单

实验室应根据申请的同质化项目清单和首次评审的结果，确定认可的同质化项目。

二、定期监督

血液和体液实验室在认可有效期内应接受同质化的定期监督评审，以保证其持续满足认可要求。定期监督评审主要包括血液和体液实验室对认可规则的持续符合性、已认可技术能力和质量的维持情况、参加能力验证计划 / 医学实验室间比对的情况、医学实验室变更情况、对不符合项纠正措施有效性的验证、人员的持续培训等。

（一）监督方式

定期监督评审应覆盖全部同质化的要求及认可范围，并重点评审能力验证计划 / 医学实验室间比对结果不满意、高风险、有变更的检验项目。定期监督评审采用现场评审的方式，包括现场督查和新鲜样本比对。

1. 现场督查　根据评审内容和提交的同质化清单进行现场定期督查。评审组组长可结合相关评审背景信息，决定是否召开医护人员座谈会。

2. 新鲜样本比对　评审组应基于项目主管提供的相关背景材料，制订监督评审计划。医学实验室自获得认可证书之日起，对已获认可的检验项目在认可有效期内应每年参加 2 次能力验证计划 /医学实验室间比对活动，对结果满意的检验项目，监督评审时可以抽样进行现场比对；对出现过不符合结果的检验项目，必须进行现场实验，以确认其能力符合要求。

（二）监督内容

定期监督评审应特别关注的内容包括：①认可标志和认可证书的使用情况；②工作不符合时纠正措施的有效性；③质量管理体系运行及维持状况；④内审和管理评审的实施情况；⑤人员、环境、设备、方法等变化；⑥人员的持续培训、设施设备的校准维护、环境控制、室内质控、检验周期；⑦技术能力是否持续满足认可要求；⑧参加能力验证计划 / 医学实验室间比对的频次和子领域的满足情况、结果及必要的纠正措施；⑨ CNAS 相关政策的执行情况；⑩患者服务质量指标的持续改进等。

评审组应在监督评审报告中明确说明以上事项，但不限于以上事项。

第五节　临床血液和体液学检验结果同质化的风险管理

医学实验室应评估检验全过程中可能存在的问题，并采取措施以降低或消除干扰检验结果同质化的风险因素。开展医疗机构间检验结果同质化首先要保证医疗质量和医疗安全，同质化在医疗活动中也存在一定风险。

一、检验前过程同质化的风险管理

检验前过程同质化的风险一般包括样本采集及运输风险、样本接收及前处理阶段风险。

（一）样本采集及运输风险

在检验前环节，患者准备、采集时间、采血体位、采集容器、样本混匀、样本运输等均需有预防措施。

血细胞分析样本的采集应使用 EDTA 抗凝剂，除少数静脉取血有困难的患者（如婴儿、大面积烧伤或需频繁采血进行检查的患者）外，尽可能使用静脉穿刺方式采集样本。出凝血检验样本的采集应符合《血浆凝固实验血液标本的采集及处理指南》（WS/T 359—2011）的要求。应针对检验项目明确列出不合格样本的类型（如有凝块、采集量不足、肉眼观察有溶血的样本等）和处理措施。

样本采集量错误主要表现在：①凝血功能检测，样本量过少会加快凝集；胸、腹水等体液形态学检测，样本量过少则会影响重要细胞的检出率。②样本量过多主要是针对抗凝样本而言，可导致抗凝剂与样本量比例不当，影响抗凝效果。③尿液样本量不足 10mL 可能影响检验质量的情况，需在报告中注明。

血细胞和尿沉渣分析过程中，如采集和 / 或检测时未充分混匀，也会导致检验结果的不准确。

（二）样本接收及前处理阶段风险

此阶段包括样本离心、样本保存、样本性状等可影响检验结果的环节，均需有预防措施。凝血项目检测从样本采集到离心处理时间超过 1h、尿液样本从采集到检测时间超过 2h 等可能影响检验质量的情况，应在报告中注明。溶血、脂血、黄疸、冷凝集等样本状态也会对检测结果造成严重干扰，应根据不同检测项目和状态针对性处理，必要时重新采集并在报告中注明。

二、检验中过程同质化的风险管理

检验中过程同质化的风险涉及设备、试剂与耗材、室内质控等方面。

1. 设备相关风险　设备相关风险一般包括该设备使用的方法学、设备故障、设备校准等，均需有预防措施。

2. 试剂与耗材相关风险　试剂与耗材相关风险涉及试剂品牌、试剂换代、定标品换代、试剂批号更换、性能参数（如线性范围、可报告范围不一致）等，需有预防措施。

3. 室内质控相关风险　医学实验室应根据各项目的稳定性及医学实验室质控要求等选择不同的规则。以血常规为例，目前全血细胞计数的失控规则至少使用 1_{3s} 和 2_{2s} 规则。不同检测模式也需要进行校准、比对。浮动均值法是监测血常规检测的患者数据质量控制方法。将连续 20 个患者相对恒定的平均红细胞血红蛋白浓度的结果计算均值作为质控点，观察各个均值是否存在质控限，一般定为 ±3% 内波动，一旦有 2 个以上的连续均值点超出质控限就提示可能存在系统误差。此方法适用于多样本均值比较，每批检测样本至少 100 例，且患者分布要基本平均，不能有太大差异。因此要定期评估室内质控项目（如变异系数不合格率、浮动均值等），及时发现可能存在的风险。

三、检验后过程同质化的风险管理

此环节包括报告形式和报告解读风险。不同医疗机构检验报告的单位、参考范围、方法学不一致可能会给临床医生带来报告解读上的风险。危急值通常用于患者血液或凝血检验的首次结果。如存在"让步检验"，建议在报告中注明。检验报告不正确率也是评估检验后过程重要的风险指标。

同时，疾病发展演变过程中变化较快的检验项目对疾病诊疗意义重大，但因病情和治疗变化也会导致同质化的风险。可参见以下两个案例。

（一）案例一

患者，男性，45 岁，起床后突感胸闷、胸痛、呼吸困难，于急诊就诊。前一日参加单位体检，所有项目均在参考范围内，显示正常。由于患者突发疾病，既往已有检验结果难以有效反映患者当时病情，医生对前一日体检检验结果不予互认，重新进行各项常规检测。以血常规为例：前一日体检白细胞为 $6.4 \times 10^9/L$，急诊检验白细胞为 $21.2 \times 10^9/L$。血常规检查中白细胞计数这一指标可因每日不同时间和机体不同的功能状态而在一定范围内变化，对于感染性疾病较敏感、变化较大，如细菌性感染，或抗生素使用前后变化幅度较大，属于疾病发展演变过程中变化较快的，需根据实际病情发展情况进行复查。

（二）案例二

患者，女性，60 岁，三天前确诊急性髓系白血病，某医院检验 WBC $356.3 \times 10^9/L$，Hb 68g/L，PLT $17 \times 10^9/L$，外周血幼稚细胞占 48%，为寻求进一步治疗，患者转诊。接诊医院的医生认为患者疾病严重，血常规的检验与疾病发展关联程度高、变化幅度大，予以输注压积红细胞及血小板治疗，并于当日进行血常规检测，WBC $271.0 \times 10^9/L$，Hb 76g/L，PLT $75 \times 10^9/L$，外周血幼稚细胞占 37%。此病例要评估治疗情况，特别是血小板的治疗效果，属于检验项目对疾病诊疗意义重大，且因病情和治疗变化，检查检验结果难以满足临床诊疗需求的情况。

因此，同质化管理面临的一些风险也需结合临床实际情况和检验技术的发展情况定期进行风险评估。

第六节　临床血液和体液学检验结果同质化临床实践

目前，全国各省市所开展的检验检查同质化项目是稳定性好、有统一技术标准和便于开展质量评价的检验项目。在国内，血常规是各临床实验室开展最普遍的项目，通过检查人体血液中的各种血细胞成分出具报告，用于辅助临床诊断。从技术手段、检验标准、人员资质等方面考虑，二级甲等以上医疗机构均有能力开展此项检验。因此，本节结合人工智能（AI）阅片技术，列举血常规检查中的难点，即血液细胞形态学检查的同质化管理临床实践。此外，本节还将结合医院和学科特色，列举复旦大学附属华山医院多院区脑脊液细胞学同质化管理的临床实践。

一、血液细胞形态学检查的同质化管理临床实践

人工智能血细胞形态分析系统多中心研究的研究单位包括复旦大学附属华山医院、四川大学华西医院、上海交通大学附属瑞金医院等十多家三级甲等医院检验科，现已实现多中心区域同质化血液阅片水平和报告的区域同质化。

（一）技术方案

人工智能血细胞形态分析系统建立包括以下方面。

1. 人工智能血细胞形态分析系统评价标准的建立（图 2-1）

（1）通过 AI 阅片系统与传统显微镜进行阅片对比一致性，评估两种方法各分类参数结果的一

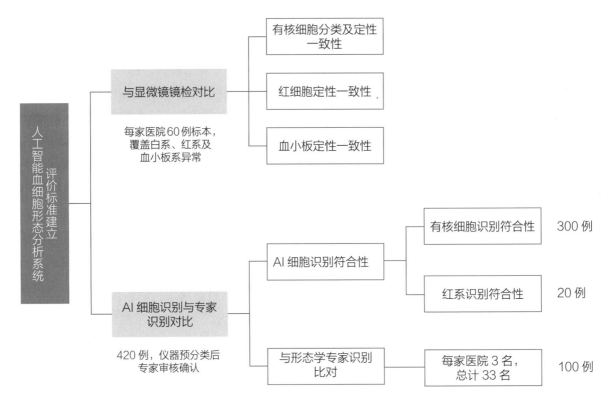

图 2-1 人工智能血细胞形态分析系统评价标准建立技术路线

致性及异常样本检出的一致性。

（2）评估 AI 阅片系统对不同类型有核细胞、异常红细胞与形态学专家识别符合率。

（3）通过对比 AI 阅片系统与形态学专家对不同类型细胞的识别能力，来确认人工智能血细胞形态分析系统的识别能力相当于哪个级别的形态学专家能力水平。

2. 阅片审核规则建立 建立一套 AI 阅片系统的审核规则，并对该套规则进行验证。结合国际血液学复检专家组推荐的 41 条复检规则、各医院目前在用的复检规则、AI 阅片系统功能及性能特点建立了初版的审核规则，利用 AI 阅片评估过程中多中心的病例标本与初版的审核规则进行分析，统计 AI 阅片系统假阴性率；如果存在血液病假阴性，则对规则进行调整。最后对比 AI 阅片结果及医院复检结果，统计 AI 阅片系统假阴性率，进行阅片审核规则验证（图 2-2）。

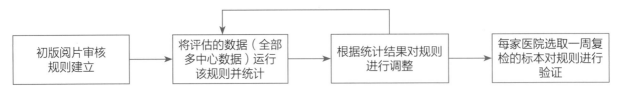

图 2-2 人工智能血细胞形态分析系统审核规则建立与验证

3. 人工智能疾病辅助诊断探索性研究 通过 AI＋血常规＋形态学，建立病种如多发性骨髓瘤、慢性粒细胞白血病、慢性淋巴细胞白血病、急性早幼粒细胞白血病的 AI 辅助诊断模型，并确认该模型的诊断效能，进行 AI 疾病辅助诊断探索性研究。

（二）同质化目标

AI 技术真实还原镜下血细胞形态，临床专家为 AI 镜检赋能。AI 阅片技术的成熟和审核规则的建立，让更多医疗机构的血液细胞学镜检水平实现同质化管理。

二、多院区脑脊液细胞学同质化管理临床实践

脑脊液检验是中枢神经系统疾病诊疗的核心技术，脑脊液细胞学是诊断神经系统疾病的重要"手段"，制片技术是"关键"，发现肿瘤细胞是脑膜转移癌诊断的"金标准"，通过不同的抗体标记细胞，以鉴别细胞的组织起源。

（一）技术管理

脑脊液细胞数较少。为了提高细胞收集效率、保持细胞的完整性和提高肿瘤检验的敏感度，复旦大学附属华山医院各院区均使用自主研发的脑脊液细胞离心涂片收集器（获国家专利），保证脑脊液的样本采集、制片等按照统一的样本操作规程和技术要求执行，并配套脑脊液 AI 阅片系统（图 2-3）。

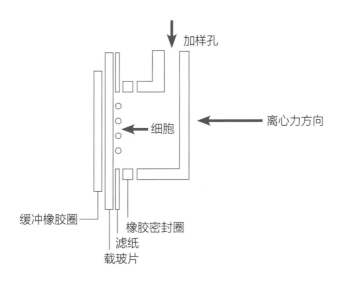

图 2-3　脑脊液细胞离心涂片收集器原理示意图

（二）人员培训和管理

成立华山医院脑脊液检验中心，对多院区（包括总院、虹桥院区、宝山院区、浦东院区）检验人员进行同质化管理，每个院区有 2～3 名脑脊液细胞学团队成员，统一参加培训和考核，包括院内、外培训。

（三）报告方式

多院区采取相同的信息系统和统一的脑脊液细胞学报告模板，分为初级报告和最终报告，由各院区细胞学团队成员形成初级报告，之后由同一位脑脊液细胞学主管统一审核并报告。

（四）同质化目标

脑脊液细胞学同质化的目标为统一标准流程制片，通过智能系统筛选，建立专家团队、样本库和大数据平台，实现远程专家核片的同质化管理。

临床血液、体液检验同质化管理的过程，其实也是强化检验质量控制、统一检验流程与标准的过程。同时，这不仅是管理课题，更是一项技术细活；要有紧迫感，更要保持谨慎；要果断决策，用管理促互认，更要遵循技术规范。

临床血液和体液检验同质化医疗机构既可有新增，也可有退出，实现动态管理。这样，临床血液、体液检验同质化管理就成为医疗机构的一种资格，不具备同质化资格的医疗机构被暂时排除在外，这对提高检验质量大有好处。更重要的是，当临床血液、体液学检验结果同质化管理得到广泛普及后，一家不具有同质化资格的医疗机构，就会降低对患者的吸引力。统一现有标准和提高检验质量，将成为医疗机构的自觉行动，从长远来看，此举对提高检验能力和医疗质量有着积极而深远的影响。

（徐倩倩　徐黎明　蒋浩琴）

第三章
临床生物化学检验结果同质化管理

　　临床生物化学的检测范畴广泛，不仅包括肝脏疾病、心肌疾病、肾脏疾病等医学实验室诊断，也包括蛋白质、糖及其代谢物、脂类、激素、维生素、治疗药物浓度等测定。

　　临床生物化学检验结果同质化管理是指利用科学合理的方法令不同的医学实验室间检测同一份样本的临床生物化学项目能获得一致性的检测结果。临床生物化学的检验项目在临床诊疗中应用广泛，开展同质化管理，可以进一步提升医疗资源利用率，减轻人们就医负担，保障医疗质量和安全。

　　本章主要介绍临床生物化学检验结果同质化管理的现状、项目选择原则及具体要求、同质化管理的实施方案、控制和消除同质化管理中的风险，并列举了临床实践中的同质化管理实例。

第一节　临床生物化学检验结果同质化管理现状

　　不同医疗机构的临床生物化学检验实验室使用的检测设备、试剂及方法不同，检验结果差异较大，加之检验技术人员技能水平参差不齐，质量管理不规范，导致不同医疗机构之间同一检验项目的检验结果同质化不佳。同一份样本在不同检测部门得出的检测结果间存在程度不等的差异，为患者在区域内或医联体内不同医疗机构间的就医造成障碍，给临床医疗决策、患者安全、分级诊疗等带来诸多问题。为改变这一局面，检验人员在临床生物化学检测标准化和结果一致性（即同质化）的道路上付出了巨大的努力。

一、临床生物化学检测标准化的现状

　　标准化传统上是指不同测量程序通过校准溯源至参考测量程序或认证参考物质，使其在医学有意义范围内获得同等的结果。检测标准化通常应具有完整的溯源链，包括参考测量系统（一级参考物质和相应的参考测量程序、次级参考物质和相应的参考测量程序、相应的参考测量实验室）、生产厂商参考测量系统（生产厂商的最高参考物质和相应的参考测量程序、工作参考物质和相应的参考测量程序）以及常规检测系统（使用生产厂商的检测试剂，包括标准品、检测方法），在参考物质的链接传递下使得检测结果可准确溯源至国际单位。

　　1997年，我国成立了国家临床检验标准委员会，开始启动标准化工作，目前已开展临床酶学测定参考实验室网络计划、糖化血红蛋白标准化工作等。但是医学检测的标准化在实践中还面临着许

多有待解决的难题，如参考物质及参考测量程序的研发可行性、溯源链的完整性、参考物质的互通性或传递过程中的不确定度等。临床上数以千计的检测项目中仅数十个项目具有完整的可溯源链，绝大多数检测项目并不具有公认的参考物质或参考测量程序，尤其是蛋白质或肽类物质，因其具有多态性，使临床生物化学检测标准化更难以在短期内实现。

二、临床生物化学检验结果一致性的现状

在未能完全实现理想的检测标准化之前，检测结果一致性是一个极有意义的同质化管理实践方向。检测标准化和检测结果一致性有相同的目标，即希望不同时间、不同地点、不同检测部门检测同一份样本时能得到一致的结果。

在无法实现检测标准化或暂时还未能实现检测标准化的时候，采用新鲜样本比对的方式可以使同一份样本在不同的检测部门、采用不同的检测方法得到的检测结果达到一致，这种方法特别适用于不具有公认的参考物质或参考测量程序的检测项目。医学检验人员从未停止过对检测结果一致性的探索和实践，其价值在国内外相关临床实践成果中已得到了充分印证。美国国家糖化血红蛋白标准化计划（National Glycohemoglobin Standardization Program，NGSP）通过新鲜血液样本的比对，使参与的检测部门（包括生产厂商）的检测结果逐渐趋于一致。经过多年的努力，美国 2 000 多家检测实验室的糖化血红蛋白检测结果与参考实验室检测结果的变异系数（CV）从原先＞ 10% 减小到 3.5% 以内。NGSP 的经验给了我们重要的启示：通过新鲜血液样本比对的方式可以使某些检测项目的检测结果达到符合临床要求的一致性。我国医学检验人员在检测结果一致性方面也做了很多努力，如丙氨酸氨基转移酶检测结果一致性工作、肌酐检测结果一致性工作和糖化血红蛋白检测结果一致性工作等，取得了一些成功的经验。

随着临床实践的不断深入，对检测一致性的关注也已从检测结果的分析过程扩展到了检验前、检验中、检验后全程的同质化管理，包括检验申请、样本采集、检测与结果报告。同质化管理的目标是实现检测标准化和检测结果的一致性。检测标准化是一项长期的、艰苦的工作，在未能完全实现检测标准化之前，检测结果一致性是有价值的同质化管理的实践方向。

第二节　临床生物化学同质化项目选择的基本原则

临床生物化学的检测范畴广泛，检验项目众多，检测技术多样，同时各医疗机构检验人员的技术能力水平存在差异，质量管理体系的规范性参差不齐，因此临床生物化学检验项目的同质化管理可以先在一定区域范围内实施，然后逐渐扩大实施范围，并在区域内同质化管理的主管部门或牵头医疗机构的主导或监管下，先选择部分检验项目推行同质化管理，待取得同质化管理成效后再逐步推广至其他项目。在具体实践中，建议实施先易后难、从少到多、分步推进的策略开展临床生物化学检验项目的同质化管理。

一、基本原则

建议遵循以下基本原则来选择开展同质化管理的临床生物化学检验项目。

（一）临床常用检验项目

建议选择临床上常规开展、临床路径中常用的、日常工作量中占比较大的临床生物化学检验项目开展同质化管理。常用的项目包括总胆红素、总蛋白、白蛋白、丙氨酸氨基转移酶、天门冬氨酸氨基转移酶、γ-谷氨酰转移酶、碱性磷酸酶、乳酸脱氢酶、尿素、肌酐、尿酸、总胆固醇、甘油三酯、高密度脂蛋白胆固醇、低密度脂蛋白胆固醇、载脂蛋白 AI、载脂蛋白 B、葡萄糖、糖化血红蛋白（HbA1c）、钾、钠、钙、磷、镁、肌酸激酶、淀粉酶、总胆汁酸等。在综合性医院，这些项目的检测数量占临床生物化学血液类检测总量的 70% ～ 80%。

（二）检测结果重复性好

检测结果的重复性是评价检测系统分析性能的重要指标之一。重复性好意味着对同一样本进行多次检测，得到的结果具有较高的一致性。开展同质化管理的医学实验室应通过开展室内质量控制，监测检测结果的重复性。

（三）室间质量评价符合要求

开展同质化管理的临床生物化学检验项目应当按照有关规定参加质控组织开展的室间质量评价，参加频次不得少于每半年一次。宜先选择室间质量评价中重复性好、偏倚小的临床生物化学检测项目，能满足允许总误差性能规范要求。

（四）具有统一的技术标准

开展同质化管理的临床生物化学检验项目应选择在不同系统内、系统间和医学实验室间变异系数较小的项目。开展同质化管理的临床生物化学检验实验室应使用统一的生物参考区间或临床决定值，以及统一的报告格式。

二、基于同质化推进项目的互认

2006 年以来，我国不断推行同级医疗机构检验检查结果互认，然而互认的前提是检验结果同质化。目前，国家卫生健康委员会、各省市卫生健康委员会以及区域检验联盟等选择了部分临床检验项目（主要是稳定性较好、临床常用的检验项目）推进检验结果互认，并要求出具临床检验报告时必须注明检测方法学和生物参考区间。

（一）国家卫生健康委员会推荐的互认项目

2019 年，国家卫生健康委员会推进医疗机构临床检验结果互认的临床生化项目较少，包括钠、氯、钙、磷、镁、葡萄糖、尿酸、尿素、总蛋白、白蛋白、总胆红素、丙氨酸氨基转移酶、天门冬氨酸氨基转移酶、乳酸脱氢酶、碱性磷酸酶、γ-谷氨酰转移酶、总胆固醇、甘油三酯。

（二）上海市卫生健康委员会开展的互认项目

2021 年，上海市卫生健康委员会推荐的临床生化互认项目包括总蛋白、白蛋白、球蛋白、丙氨酸氨基转移酶、天门冬氨酸氨基转移酶、γ-谷氨酰转移酶、总胆红素、总胆固醇、甘油三酯、高密度脂蛋白胆固醇、低密度脂蛋白胆固醇、载脂蛋白 AI、载脂蛋白 B、镁、铁、糖化血红蛋白（HbA1c）、尿素、肌酐、尿酸、钾、钠、钙、磷、锂、葡萄糖、碱性磷酸酶、乳酸脱氢酶、肌酸激酶、淀粉酶、总胆汁酸、同型半胱氨酸、游离脂肪酸、糖化血清白蛋白、α-羟丁酸脱氢酶。

（三）京津冀鲁开展的互认项目

2020年，京津冀鲁检验结果互认的临床生化项目包括钾、钠、氯、钙、磷、葡萄糖、尿酸、尿素、肌酐、总蛋白、白蛋白、丙氨酸氨基转移酶、天门冬氨酸氨基转移酶、γ-谷氨酰转移酶、乳酸脱氢酶、肌酸激酶、糖化血红蛋白、总胆固醇、甘油三酯、高密度脂蛋白胆固醇、低密度脂蛋白胆固醇、淀粉酶。

第三节 临床生物化学同质化项目的具体要求

负责临床生物化学检验项目同质化管理的主管部门应制订详细的实施细则和标准来指导与实施本专业检验项目的同质化管理，并评审各医疗机构临床生物化学检验项目是否达到同质化的具体要求。依据《医学实验室质量和能力认可准则》和《医学实验室质量和能力认可准则的应用要求》，以及省/市级医疗机构医学实验室质量管理规范，结合本地区或医联体内的临床生物化学实验室的特点，制订同质化管理医学实验室的质量和技术要求以及相应的规章制度。

一、质量管理体系同质化

临床生物化学检验实验室质量管理体系同质化建设包括以下方面。

（一）规章制度

参与同质化管理的医学实验室应制订符合临床生物化学实验室同质化管理实施细则和具体要求的质量管理体系文件，包括：①质量方针和质量目标；②质量手册；③要求的程序和记录；④医学实验室为确保有效策划、运行并控制其过程而规定的文件和记录；⑤适用的法规、标准及其他规范性文件。

（二）人员

医学实验室应指定一名临床生物化学检验项目同质化管理的负责人，至少应具备以下资格：中级技术职称及以上，医学检验专业背景，或相关专业背景经过医学检验培训，具有2年以上临床生物化学检验工作经验。

应定期培训参与临床生物化学同质化项目检测与管理的工作人员，并评估其相关工作能力。人员能力评估的具体要求见相关章节。

（三）设备

临床生物化学检验实验室设备管理包括以下内容。

1. 应配备检验服务所需的全部设备，包括小型仪器。
2. 制订检测仪器及相关辅助设备的校准、使用、维护和功能检查的程序性文件和作业指导书，并按要求执行。

3. 应按照国家相关规定对检测仪器进行检定、校准，并做相应记录。应至少对分析设备的加样系统、检测系统和温控系统进行校准。

4. 应为检测仪器建立设备档案，并加贴标识，表明其工作和校准状态、校准日期和负责人。

5. 检验操作的作业指导书应符合《医学实验室质量和能力认可准则》的编写要求，并放置在操作现场。

6. 带有试剂冷藏功能的仪器设备，应保持待机状态。

7. 设备故障修复后，工作人员应先分析故障原因，判断故障影响的分析性能，进行合适的检测、验证，并使用留样再检测进行判断，以评估故障对样本检测的影响程度。

8. 使用自动化样本传输系统前，应评估样本经过传输系统后临床生物化学检验项目检测结果的一致性，如易受溶血影响的血钾、乳酸脱氢酶等。

（四）试剂

临床生物化学检验实验室试剂管理包括以下内容。

1. 医学实验室制订试剂和耗材的管理程序，应有明确的判断符合性的方法和质量标准。

2. 医学实验室应选用有国家批准文号的试剂，应保留制造商提供的试剂性能参数。

3. 自制质控品时，应有制备程序，包括稳定性和均一性的评价方案，以及配制和评价记录。

4. 医学实验室使用配套检验系统时，应按系统规定的程序进行设备校准，并记录。

5. 医学实验室使用自建检验系统时，应制订相应的校准程序和作业指导书，规定使用的校准物种类、来源及数量，校准方法、校准时间间隔和校准验证方法等。

6. 检验结果应可溯源。

（五）环境监测

临床生物化学检验实验室环境监测包括以下内容。

1. 医学实验室应保持设施功能正常、状态可靠。工作区应洁净并保持良好状态。

2. 按工作需求和操作流程设置不同的控制区域，应制订针对性的防护措施及相应的警示。

3. 应依据所用分析设备和实验过程对环境温、湿度的要求，制订温、湿度控制要求并记录。应依据用途（如试剂用水、生化仪用水），制订适宜的水质标准（如电导率、微生物含量等），并定期检测。

4. 必要时，可配置不间断电源和 / 或双路电源以保证关键设备的正常工作。

二、检验报告方式统一

临床生物化学检验实验室报告方式应统一，包括以下几方面。

1. 参与同质化管理的检验项目应统一结果报告方式，包括标准的检验项目名称、相同的生物参考区间。

2. 各临床生物化学检验项目的生物参考区间可依据国家相关标准或行业指南进行设置，并应对生物参考区间进行评审和验证。

3. 报告中包含的备注信息应一致。对于样本性状、结果解释或下一步建议措施等备注信息应具有统一的描述标准，如溶血严重程度的备注信息、血清蛋白电泳发现疑似 M 蛋白而建议的下一步措施等，这些应具有统一的判断和描述标准。

4. 检验报告方式统一，才能在检验结果同质化的基础上达到结果解释和临床应用的同质化。

三、室间质量评价符合要求

临床生物化学检验实验室室间质量评价应满足以下要求。

1. 建立室间质量评价程序，以保证检验结果的准确性。

2. 所有参与同质化管理的项目应参与国家或省市级临床检验中心开展的室间质量评价计划，并连续 2 次获得成绩合格。对不符合要求的项目，退出同质化管理。

3. 有条件者建议参加国家或省市级临床检验中心开展的正确度验证计划（表 3-1），样本类型为新鲜冰冻血清，以干冰冷链方式运输至医学实验室。通过正确度验证计划的临床生物化学检验项目优先作为同质化管理项目。

4. 应监控所有外部质量评价活动、能力验证活动、正确度验证计划或医学实验室间比对结果，当结果不符合预定的评价标准时，应采取纠正措施。

5. 检验结果的精密度、偏倚和室间质量评价要求应符合表 3-2 的要求。

表 3-1　国家卫生健康委员会临床检验中心正确度验证计划

正确度验证计划	具体项目
NCCL-C-15 代谢物、总蛋白正确度验证	葡萄糖、尿素氮、尿酸、肌酐、总蛋白
NCCL-C-16 脂类正确度验证	甘油三酯、胆固醇、高密度脂蛋白胆固醇、低密度脂蛋白胆固醇（非统计项目）
NCCL-C-17 酶学正确度验证	丙氨酸氨基转移酶、天门冬氨酸氨基转移酶、碱性磷酸酶、淀粉酶、肌酸激酶、乳酸脱氢酶、γ- 谷氨酰转移酶
NCCL-C-18 糖化血红蛋白正确度验证	糖化血红蛋白
NCCL-C-19 电解质正确度验证	钠、钾、钙、镁、氯

表 3-2　医疗机构间临床生化检验结果室间质量评价的具体要求

项目名称	精密度	偏倚	室间质量评价
钠	1.5%	1.5%	4.0%
氯	1.5%	1.5%	4.0%
钙	2.0%	2.0%	5.0%
磷	4.0%	3.0%	10.0%
镁	5.5%	5.5%	15.0%
葡萄糖	3.0%	2.0%	7.0%
尿酸	4.5%	4.5%	12.0%
尿素	3.0%	3.0%	8.0%
总蛋白	2.0%	2.0%	5.0%
白蛋白	2.5%	2.0%	6.0%

项目名称	精密度	偏倚	室间质量评价
总胆红素	6.0%	5.0%	15.0%
丙氨酸氨基转移酶	6.0%	6.0%	16.0%
天门冬氨酸氨基转移酶	6.0%	5.0%	15.0%
乳酸脱氢酶	4.0%	4.0%	11.0%
碱性磷酸酶	5.0%	10.0%	18.0%
γ-谷氨酰转移酶	3.5%	5.5%	11.0%
总胆固醇	3.0%	4.0%	9.0%
甘油三酯	5.0%	5.0%	14.0%

四、室内质量控制符合要求

建立室内质量控制程序，以保证检验结果达到预期的质量标准。

1. 进行室内质量控制的频率应基于检验程序的稳定性和错误结果对患者的危害性而确定，或根据国家、地方相关规定确定。

2. 凡是能够获得有证质控品的项目，均应开展室内质控，每次实验随临床样本一起操作，保留相应的记录，并对记录数据进行系统的趋势分析，以及时发现潜在的不符合项。

3. 对无法获得有证质控品的项目，采取自制质控品、留样复查或其他方法进行室内质控，并将质控的操作规程形成文件。

4. 定量实验至少应采用 1_{2s} 为警告规则，1_{3s} 和 2_{2s} 为失控规则。定性实验的质控结果应符合阴性或阳性样本的判断要求。

5. 应至少测定 2 个及以上浓度水平的质控品。定性实验应采用阳性和阴性质控品。只有一个阳性质控品时，应选用弱阳性质控品。

6. 室内质控结果合格后出具检测报告；室内质控结果为失控时，应分析原因，采取纠正措施后应检查失控对之前患者样本检测结果的影响，再出具检测报告。

7. 定量实验应绘制质控图。宜采用计算机自动收集质控数据，使用重复点显示全部失控数据点。

8. 建议主管部门或牵头单位监测各参与互认机构的生化项目室内质量控制结果，可借助室内质控室间比对软件系统比对分析使用相同室内质控样本的医疗机构室内质控数据。

五、医学实验室间检验结果一致性

由于质控品存在的基质效应问题，导致室间质量评价的结果不能真正反映各检测系统的准确度及各医学实验室之间的真实差异。随着正确度验证计划更广泛、更深入开展，以及有互换性的质控品的应用，或者新鲜样本医学实验室间检验结果一致性的比对，实现区域性检验结果同质化的项目将会不断增多，检验结果互认的依据也将更客观和全面。

医学实验室应建立实验室间检验结果一致性的比对方案，应监控实验室间比对的结果并参与实施和记录纠正措施。对于相同检测项目应用不同设备检测的，应建立确切机制以验证结果的可比性，

并规定验证周期。对于新批号试剂的质量验证，应建立试剂批号更换的比对机制。比对活动应文件
化并详细记录。适用时，针对比对结果迅速采取措施。

六、质量指标符合要求

医学实验室应建立质量指标以监控和评估医学实验室检验前、检验中和检验后各关键环节的性
能。通过质量指标的连续监测，发现检验全过程中存在的潜在危险因素，以采取适当的纠正措施。
另外，应参见监管部门（包括国家卫生健康委员会临床检验中心和省级临床检验中心）开展的质量
指标的外部评价，通过横向数据比较，评估自身医学实验室的检验质量和服务质量。

临床生物化学常规检验项目的质量指标要求可参考国家行业标准《临床生物化学检验常规项目
分析质量指标》（WS/T 403—2012）（表 3-3）。

表 3-3　临床生物化学常规检验项目分析质量指标

检验项目	精密度	偏倚	室间质量评价	指标等级
丙氨酸氨基转移酶	6.0%	6.0%	16.0%	优
天门冬氨酸氨基转移酶	6.0%	5.0%	15.0%	中
γ- 谷氨酰转移酶	3.5%	5.5%	11.0%	优
碱性磷酸酶	5.0%	10.0%	18.0%	低
肌酸激酶	5.5%	5.5%	15.0%	优
淀粉酶	4.5%	7.5%	15.0%	中
乳酸脱氢酶	4.0%	4.0%	11.0%	中
总蛋白	2.0%	2.0%	5.0%	低
白蛋白	2.5%	2.0%	6.0%	低
总胆红素	6.0%	5.0%	15.0%	优
血糖	3.0%	2.0%	7.0%	中
肌酐	4.0%	5.5%	12.0%	低
尿酸	4.5%	4.5%	12.0%	中
尿素	3.0%	3.0%	8.0%	优
总胆固醇	3.0%	4.0%	9.0%	中
甘油三酯	5.0%	5.0%	14.0%	优
氯	1.5%	1.5%	4.0%	低于低等
钠	1.5%	1.5%	4.0%	低于低等
钾	2.5%	2.0%	6.0%	中
钙	2.0%	2.0%	5.0%	低于低等
镁	5.5%	5.5%	15.0%	低于低等
铁	6.5%	4.5%	15.0%	优
磷酸根离子	4.0%	3.0%	10.0%	中

第四节　临床生物化学检验结果同质化的实施方案

参加临床生物化学检验项目同质化管理的医学实验室需满足参与项目检验结果同质化的要求。在同质化管理实施前、实施中，参与同质化建设的医学实验室需接受主管部门或牵头单位的评审和定期监督。

一、实施步骤

建议按先易后难、从少到多、分步推进的方案来循序渐进地推进临床生物化学检验项目的同质化管理。

1. 先易后难　优先选择已有理论研究或实践初步证明可达成检验结果一致性的临床生物化学检验项目实施同质化管理。如糖化血红蛋白、丙氨酸氨基转移酶、甘油三酯、总胆固醇、载脂蛋白 A 等常规临床生物化学检验项目，这些项目在国外和 / 或国内已有同质化的初步证据。

2. 从少到多　临床生物化学检验项目同质化管理起步阶段，建议选择若干家在临床生物化学检测系统（包括检测方法、检测设备）较为类似、检测质量可靠的核心医学实验室试运行，积累经验后从少到多、从点到面地逐渐铺开。如可以，首先从使用市场上主流的临床生物化学检测系统的医疗机构开始实施。

3. 分步推进　在选择临床生物化学检验的同质化管理项目时，建议考虑按样本类型、按项目的临床应用领域来分步推进。如可以，先选择全血的糖化血红蛋白实施同质化管理；在血清类样本的项目中，可以按照血脂类、脂蛋白类、酶类项目来分步推进。

二、评审方案

临床生物化学检验项目同质化管理的评审方案包括以下方面。

（一）首次评审

1. 评审方式　组织 1～2 名专家对临床生物化学检验实验室进行现场评审，并发放新鲜样本进行实验室间检测结果一致性评价。

2. 评审内容　符合省 / 市级临床检验中心对临床生物化学检验的质量管理要求或主管部门 / 牵头单位制订的质量和技术要求，并通过新鲜样本医学实验室间比对的一致性要求。如发生新鲜样本的医学实验室比对结果不符合一致性的质量要求，需寻找原因，制订改进措施，加以纠正后再次进行医学实验室间比对。通常需要经过若干轮的比对、纠正才能满足一致性的质量要求。

3. 公布同质化项目清单　符合要求的医学实验室以及符合一致性质量要求的临床生物化学检验项目纳入同质化项目清单。

（二）定期监督

1. 监督方式　监督方式包括现场督查和新鲜样本比对两种方式。

（1）现场督查：由主管部门指定的相关部门或牵头单位定期组织专家进行现场评审，周期为每年一次。

（2）新鲜样本比对：由主管部门指定的相关部门或牵头单位定期组织新鲜样本的医学实验室间

比对，周期为每半年或每季度一次。

2. 监督内容 监督内容包括以下几方面。

（1）现场督查质量体系的实施是否符合要求，尤其是同质化项目的室间质评结果以及室内质控的运行情况；检验前、中、后各阶段的质量控制是否符合要求。

（2）新鲜样本比对主要审查同质化项目的新鲜样本比对是否满足一致性要求，对于不满足要求的项目需限期整改，复审仍不符合的项目将从同质化项目清单中删除。

3. 更新同质化项目清单 根据定期监督的结果，定期更新同质化项目清单。医学实验室发生检测系统的变更时，如仪器、试剂的变更等，需主动申请现场评审，在未通过现场评审前不再出具带有同质化标识的报告。

第五节　临床生物化学检验结果同质化的风险管理

医学实验室宜评估检验全过程中可能存在的问题对检验结果同质化产生的影响，并采取措施以降低或消除影响检验结果同质化的风险因素。

一、检验前过程同质化的风险管理

检验前过程同质化的风险管理涉及以下几方面内容。

（一）检验项目名称

不同的医疗机构使用不同的医院管理信息系统，申请检验项目时名称上的差异，或不规范的缩写、简写可能引起临床医生的混淆。建议采用国际标准规定的项目名称或术语。

（二）样本采集及运输

1. 患者准备

（1）饮食对检验结果的影响：饮食为人体提供能量，但是餐后时间的长短、饮食结构及食物种类对部分检验指标存在一定的影响，在进行相关检测前应遵循医嘱。饮食对部分检验指标的影响如下。①餐后时间：正常饮食后，各种食物被消化吸收，血液中的葡萄糖、血脂会随之升高，胰岛素由于高葡萄糖的刺激也会升高，这些影响都与餐后时间直接相关，而常见检测指标参考范围的建立都是基于空腹健康人，所以应注意餐后时间对检测结果的影响。②饮食结构及食物种类：不同食物所含的成分不一样，对检验结果也有影响，如高蛋白食物可使血尿素氮和肌酐增高；高尿酸食物，如动物内脏，可致尿酸明显升高；高脂肪饮食可使外源性乳糜微粒及甘油三酯升高，还可影响肝功能和免疫球蛋白等的测定。

（2）饥饿对检验结果的影响：空腹是指餐后时间超过 8h，但有些患者由于种种原因空腹时间过长，达到饥饿状态，这对检测结果会产生一定的影响。空腹超过 16h 可使血液中多种检测指标发生改变，如葡萄糖、总胆固醇、甘油三酯、载脂蛋白、尿素的含量会降低，而肌酐、尿酸、胆红素、脂肪酸及尿液中酮体的含量会上升，因此应指导患者避免饥饿对检验结果的影响。

（3）运动对检验结果的影响：根据其影响机制可分为两方面。一方面，运动可通过出汗及呼吸改变人体内液体容量及分布；另一方面，剧烈运动可使人体处于应激状态，使肾上腺素、糖皮质激素、胰岛素浓度发生改变。为了减少运动对检验结果的影响，一般主张在清晨抽血，住院患者可在起床前抽血，匆忙起床到门诊的患者应至少休息 15min 后再采血。

（4）输液对检验结果的影响：输注葡萄糖可引起体内血糖升高，输注电解质可引起电解质浓度升高。对输液患者开具检验项目时需要充分考虑输液对检验结果的影响，尽量不要在输液后采集血液样本，不得在输液同侧的血管采血。

建议：在采血样本前 24h 内应避免运动和饮酒，不宜改变饮食习惯和睡眠习惯。门诊患者提倡静坐 15min 后再采血。有空腹要求的非空腹患者采样时做好样本备注。尽量不要在输液时和输液后 3h 内采集血液样本。紧急情况下必须采血时宜在输液的对侧肢体采血，并做好备注，告知检验人员。

2．采集时间

（1）昼夜节律对检验结果的影响：部分检验项目随时间变化呈周期性的改变，如葡萄糖、钾、铁等存在日内变化。睾酮和甲状腺素等的分泌有明显的时间节律变化，皮质醇分泌呈昼夜节律，在分析检验结果时需要考虑样本采集时间。

（2）生理周期及妊娠对检验结果的影响：女性由于其特殊的生理周期，性激素水平随月经周期而不断发生变化；在妊娠的不同阶段，由于胎儿快速生长的需要，孕妇体内部分激素检测结果也与普通女性相异，甚至形成独特的"妊娠生物参考区间"，临床医生在分析检验结果时，应充分考虑女性生理周期及妊娠的影响。

建议：对睾酮和甲状腺素等具有节律变化的检验项目要定时采集，并建议标注采集时间，以便临床医生在分析检测结果时考虑节律及妊娠的影响。

3．采血体位 人体分别处于站立位、坐位、卧位时，伴随着体内电解质及水分在血管及组织间隙之间的流动，一些不能通过血管的大分子物质浓度会发生变化，如蛋白质、酶类等。对于可以被滤过的小分子物质不受体位的影响，如葡萄糖。另外，在进行动脉血气分析及检测二氧化碳分压和氧分压时，要注意卧位检测的二氧化碳分压、氧分压比坐位和站立位时要高。因此，为减少体位对检验结果的影响，在采血时应嘱咐患者尽量固定体位，如有可能，应备注体位信息，尤其是长期卧床的患者。

4．采集容器 不同类型的采血管，其抗凝剂或其他添加剂可能是患者血液中生理物质的类似物，可能影响或干扰检验的化学反应，从而影响检验结果的准确性。因此，必须严格按照实验要求选择抗凝剂或其他添加剂，且不同试管间的血液不能混用。

5．样本混匀 抗凝样本采集后需立即轻轻颠倒混匀 6～8 次，保证血液与抗凝剂充分混匀，但要避免剧烈振荡。常见的混匀方面的错误有混匀次数不足、未立即混匀、未充分混匀。

6．样本运输 在正确采集样本后，应尽量减少运送时间，及时处理，尽快检验，防止样本离体后各种因素对样本质量的影响。因此，样本运送人员应及时正确地运送样本，其工作的质量和效率同样影响检验质量。

一般要求样本运送过程中应密闭、防震、防漏、防污染，部分检验项目（如胆红素、维生素 C、肌酸激酶、叶酸检测）的样本应注意避光。血氨检测样本应置于冰水混合物中立即送检，若室温放置，则检测结果每小时上升 20%～30%。温度过高可使样本中很多成分发生变化，对检验结果产生影响。

患者样本采集完毕后应尽快送检，避免室温下放置过长时间，否则将对部分检验项目的检测结果造成影响。血糖检测样本室温放置 1h 后浓度下降 7%～10%。同时，对于一些急危重症患者的样本更应加快送检，缩短样本周转时间（turn around time，TAT），如血电解质、心肌损伤标志物等重要的检验项目要求尽量在 30min 内完成转运。

近年来，不少医院采用自动化的物流传输系统运送样本，如气动物流传输系统、轨道物流传输系统。虽然它可以缩短样本的周转时间，减轻人工运输的负担，但医学实验室必须关注物流传输系统对样本质量的影响。医学实验室应在使用自动化的物流传输系统前，评估样本经过传输系统后临床生物化学检验项目检测结果的一致性，尤其是易受溶血影响的检验项目，如血钾、乳酸脱氢酶等。已有文献报道，部分传输系统对血液乳酸脱氢酶、钾的检测结果有影响。

建议：①医学实验室应向样本运送人员宣讲各类样本保存和运送的相关知识。样本运送人员也应树立样本运送是否合格将直接影响检验结果准确性的质量意识，学习并熟悉各类样本运送的具体要求。②对于自动化的物流传输系统，应选择适合血液样本输运的相关设备，并在使用前进行评估验证。不符合质量要求时，调整运输系统的速度、增加缓冲装置等，直至评估验证通过才能启用。

（三）样本接收及前处理

1. 样本离心

（1）离心前处理对检验结果的影响：未抗凝样本离心前一般令其自行凝集，人为剥离凝血块会诱发溶血。通常未抗凝样本接收后放于 37℃ 水浴箱 10 ～ 15min 加速凝集，也可室温放置待血液样本完全凝集有少量血清析出时离心分离血清。全血样本一般不能冷藏，仅检测血液中儿茶酚胺、氨、乳酸、丙酮酸等项目时样本需要冷藏。血钾测定样本冷藏不得超过 2h。因此样本凝集时间要充分，避免人为剥离附着于试管壁和试管塞上的凝块；加抗凝剂的血液样本可以立即离心；加促凝剂的样本可于采血后 5 ～ 15min 内尽早离心。

（2）离心处理对检验结果的影响：全血样本应按照规定的转速和时间离心。临床生物化学检验的血液样本离心时须采用温度控制离心机。如肾上腺皮质激素、儿茶酚胺、环腺苷酸等温度依赖性分析物应在 4℃ 分离；温度低于 15℃ 可使血钾测定值增高；冷藏运送的样本必须在要求的温度下离心。无特殊温度要求的分析物，离心温度应设在 20 ～ 22℃。血样采集后 2h 内完成血清和血凝块的分离。样本处理时间延长，导致某些物质（如葡萄糖、同型半胱氨酸等）分解，或红细胞内含量较高的物质（如钾、乳酸脱氢酶等）扩散至血清中，引起血清中某些物质浓度升高。因此样本采集后应及时送检，使用温度控制离心机离心，不同检验项目的离心温度不同，样本采集后 2h 内完成离心。

2. 样本保存

（1）血清样本短期保存对检验结果的影响：不能立即检测需要保存的样本，应注意保存条件和时间。因检测项目不同，保存条件和时间也存在差别。一般酶活性水平在 2 ～ 8℃ 保存 5d 降低不超过 10%，但乳酸脱氢酶和酸性磷酸酶除外。乳酸脱氢酶检测样本应在室温存放，可保持 24h 稳定。酸性磷酸酶检测样本只在酸性条件下稳定。如分析物为底物，在 2 ～ 8℃ 保存 6d 不会引起浓度的任何改变，但甘油三酯除外，内源性脂肪酶可分解甘油三酯为甘油，故甘油三酯水平会降低。然而，如果分析方法是测定总甘油，则其浓度保持不变。为防止血液样本储存时分析物分解，在血液样本中加入某些添加剂可抑制细胞代谢，如在血液中加入氟化钠，可以有效地稳定血液葡萄糖水平，葡萄糖才可保存。因此，医学实验室收到样本后应及时检测。

（2）血清样本长期保存对检验结果的影响：长期保存的样本，要求保存温度低于 –20℃。若要维持蛋白质的结构，应快速冷冻，之后缓慢溶解，检验前必须充分混匀。不建议使用长期保存的样本出具临床检测报告。

3. 样本性状

（1）样本溶血对检验结果的影响：因血液中细胞内外成分有很大差异，溶血后细胞内的物质向

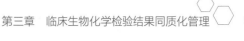

细胞外转移，如钾、乳酸脱氢酶、天门冬氨酸氨基转移酶、丙氨酸氨基转移酶、酸性磷酸酶等；还可干扰甚至严重影响某些生物化学检验项目结果的准确性。因此，应避免人为因素引起的溶血，必须出具报告时应备注样本性状为"溶血"。

（2）样本脂血对检验结果的影响：脂血血浆或血清由于脂质的存在呈现乳白色外观。脂血样本通常是由于患者在非空腹状态时采血造成的，少数情况是使用乳糜制剂或患者自身病理状态引起的。使用脂血血清进行检测，除了对甘油三酯等项目产生干扰，也会影响某些采用比浊法的检测项目。可以使用氟利昂澄清或通过高速离心澄清血清或血浆来检测血脂及脂蛋白以外的其他项目。出具报告时将其性状异常记录在报告中。

（3）样本黄疸对检验结果的影响：血清或血浆呈黄褐色，极有可能是因为含有浓度很高的胆红素。血清颜色异常会干扰样本检测中的光量测定。应及时发现样本的性状异常，并将其记录在报告中。

二、检验中过程同质化的风险管理

检验中过程同质化的风险因素涉及仪器、试剂、检测方法、室内质量控制、人员操作等方面。

（一）检测系统中仪器和试剂因素

对于同一个临床生物化学检验项目而言，其在不同仪器间的检测结果往往存在差异。仪器本身未进行校准、仪器故障、操作环境温度过高或过低都会使检测结果出现偏差。试剂应按说明书要求在有效期内使用，按要求进行定标和批号间验证，开启后尽快使用，未使用完的试剂超出说明书规定日期应及时做报废处理。

（二）检测系统中检测方法的因素

对于开放式生化检测系统，检测方法的选择亦是检验结果同质化的重要影响因素。以最为常用的临床生物化学检测项目血糖检测为例，介绍不同检测方法对检验结果的影响。

目前，血液葡萄糖的检测平台主要分为两种，包括生化分析仪检测（以己糖激酶法和葡萄糖氧化酶法为代表）和快速血糖仪检测（试纸法）。

己糖激酶法是推荐的葡萄糖测定方法，特异性相对高于葡萄糖氧化酶法。轻度的溶血、黄疸、维生素 C、肝素及 EDTA 等对己糖激酶法干扰较小或者无干扰。但是严重溶血的样本，由于红细胞中释放出较多的有机磷酸酯和一些酶，可干扰样本中葡萄糖浓度，从而影响测定结果。

葡萄糖氧化酶法第二步反应中使用了过氧化物酶，故特异性远低于第一步的葡萄糖氧化酶反应。多种物质如尿酸、维生素 C、胆红素、血红蛋白、四环素、谷胱甘肽等都能抑制该反应，导致结果偏低。该法对 β-D- 葡萄糖高度特异，由于溶液中的葡萄糖 36% 是 α 型，β 型葡萄糖占 64%，因此需要将 α 型葡萄糖变旋为 β 型葡萄糖后才能完全反应。一些商品化的葡萄糖氧化酶试剂中含有变旋酶，能加速变旋过程；若无，则需要通过延长孵育时间使之自然转化。

对于快速血糖仪检测（试纸法），虽然出结果较快，但因本身检测方法学的限制，其检测误差较大，结果仅能作为急性或慢性危重患者床旁监测、患者自我血糖监测。

（三）检测系统中室内质控的因素

室内质控旨在检测和控制常规工作的精密度和准确度，以提高检测结果的一致性。因此，医学实验室应规范开展室内质控，合理设置质控规则。建议充分利用信息化平台，实时采集参与同质化管理的医学实验室日常室内质控数据并进行评价，实现室内质控室间化管理。

此外，目前临床生物化学检验项目常用的室内质控频率为 1 ~ 2 次 / 天，室内质控频率的差异及两次质控间隔期间检验结果的系统偏差都有可能导致结果的不一致。基于患者样本的实时质量控制（patient-based real-time quality control， PBRTQC）是一种基于统计学及数学模型的质量控制方法，是根据患者样本检测结果，利用统计学模型建立的一套以实时监测医学实验室检测质量的模型或者规则。因此，建议医学实验室使用 PBRTQC，弥补现行室内质量控制体系的短板，及时发现室内质控间隔期间的系统偏差。

（四）检测系统中的人员操作因素

人员贯穿于整个检验过程，对检测结果的影响是多方面的。因此，医学实验室应加强相关人员培训，严格按标准操作程序进行样本上机检测、试剂更换与验证、故障排除、设备维护保养等。

三、检验后过程同质化的风险管理

（一）结果报告内容不一致

目前，不同医院的临床生物化学检验报告的格式、报告的内容存在不一致的情况，如检验项目的名称、检验结果的报告单位、是否体现检测方法，以及是否备注必要的样本性状和解释信息。报告内容的不一致，会导致临床医生对报告的解读出现差异。例如，生化项目脂蛋白（a）[lipoprotein（a），Lp（a）] 检测。Lp（a）是一个由载脂蛋白（a）[apolipoprotein（a），Apo（a）] 与载脂蛋白 B-100 通过二硫键相连而成的低密度脂蛋白颗粒。IFCC 推荐以 "nmol/L" 报告 Lp（a）的颗粒浓度，而国内有医学实验室以 "mg/L" 报告质量浓度。由于 Lp（a）中 Apo（a）分子具有高度多态性，不同亚型分子的大小存在高度异质性。理想情况下，临床检测应使用针对 Apo（a）中独特非重复表位的单克隆抗体以识别每个 Lp（a）颗粒，并用颗粒浓度作为计量单位。但在实际工作中由于制备这种抗体较为困难，很多检测方法使用的是识别不同表位的多克隆抗体，可能产生检测结果的偏差。计量单位的不一致，特别是因单位不同引起的数值的变化，会增加患者误诊的风险。

各医学实验室之间应统一报告内容，尤其是报告中的项目名称、单位、特殊标记或备注文字内容、危急值报告方式等，以一致的形式将检验结果报告给临床医生和患者。

结果报告原则：①检验结果（包括转录结果）应明确、准确和清晰；②应规定电子、纸质报告的格式和发送方式；③应包含必要的解释信息；④在预计可能报告延误影响患者医疗时，应有通知检验申请者的操作方法。

报告内容上，首先是显示正确的检验结果，数量单位应尽可能采用国际单位制或其他适用单位；其次是完整无误地填写报告上各栏目所需的信息。检验报告栏目部分设置与检验申请栏目相似，如患者、申请者、地点或联系方式、初步诊断等；更多内容为检验流程中的信息，如医学实验室名称和受委托医学实验室名称、原始样本采集日期和 / 或时间，或进一步可显示样本转运时间、接收时间、检验时间、原始样本类型、检验程序（适用时）、生物参考区间、临床决定值（适用时）、结果解释（适当时结合临床背景信息）、其他警示性或解释性注释、研发性检验项目识别、检验者和复核者的姓名、报告及发布的日期和时间、全部报告的页码序号和总页数。此外，适用时，附有检验结果合理的解释信息，如可能影响检验结果的样本质量等。

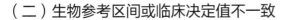

（二）生物参考区间或临床决定值不一致

生物参考区间是报告检测结果的标准组成部分。生物参考区间旨在告诉临床医务人员，位于生物参考区间内的检测结果提示非患病状态。

通常来说，医学实验室应根据其服务对象和分析条件，建立医学实验室自己的生物参考区间。取未罹患影响医学实验室检测结果相关疾病的参考人群检测结果的 95% 参考值范围来制订生物参考区间是最常见的模式。

医学实验室自建生物参考区间常会导致同一项目在各医学实验室的生物参考区间不一致。首先，各医学实验室所用检测方法存在差异，导致生物参考区间不一致。其次，参考人群选择的偏倚也可能导致生物参考区间不一致。由于许多疾病是无症状的，或者无法全面获取到所有能够影响检测结果的疾病信息，使得界定无病状态的人群较为困难，可能导致参考人群选择偏倚，进而影响生物参考区间的设定。

对于存在不同生物参考区间的检验项目，临床医生在解释该医学实验室结果时常常会遇到困难，增加误诊的风险。首先，医生必须细致地追踪患者的检测结果是由哪个医学实验室或者哪种检测方法产生的，同时根据不同情况对决策过程做出相应调整。其次，通过不同医学实验室或检测方法检测同一患者时，医疗决策失误概率也相对较高。因而无法达到检验项目的同质化管理。

建议参考国家最新行业标准提供的生物参考区间进行验证和使用。

（三）报告审核过程中的疏忽

在临床生物化学检验报告审核过程中，除了关注室内质控的结果是否在控、检测过程是否存在报警信息，还需对报告输出的适当组合结果进行分析、对异常结果进行分析与处理等。报告审核人员每日面对数以千计的报告数量、数以万计的报告项目数，难免有可能出现疏漏，导致错误报告的产生。因此需加强报告审核人员的专业培训与考核。此外，建议使用报告自动审核功能，避免人员操作的疏忽和遗漏。

自动审核指无须人工干预而通过一系列明确、标准的计算机算法对医学实验室结果自动执行操作的过程。相比于传统的人工审核，基于计算机的自动审核可提供更细致的规则，整合更大规模的数据，以一致的方式判断结果。

建议参与同质化管理的医疗机构医学实验室建立和使用自动审核系统。系统中最为核心的部分是自动审核规则的建立。应通过与有丰富报告审核经验的工作人员进行充分沟通后，将人工审核转化为统一的计算机语言，建立规范化、标准化的审核规则。审核规则可分为固定规则和个性化规则两部分。固定规则指建立后基本不再修改调整的规则（除非检测系统改变）。个性化规则指可以通过调整和验证不断优化的审核规则，各医学实验室应根据自己的实际情况和患者特征进行个性化设置。

自动审核规则和系统建立后，在使用前必须进行充分的验证和评估，以确保其安全有效。自动审核系统运行后，也应定期进行评估。可通过将人工审核结果与自动审核结果做比较，即人机比对来评估自动审核系统的性能。评估性能包括敏感性、特异性、阳性预期值、阴性预期值。在自动审核系统建立初期进行性能验证时，尤其应关注是否有假阴性报告被自动审核，是否每一条设立的规则都能发挥应有的作用。

为了使参与同质化管理的医疗机构医学实验室可以规范化、标准化地使用自动审核系统，还需要建立一套适用于同质化管理区域内就诊人群的自动审核规则，总结出一套基本操作流程，以在同质化管理中发挥重要作用。

（四）检验质量目标的影响

不同医学实验室使用不同的检测系统检测同一检验项目时，其偏差在多少范围以内才可认为检验结果具有一致性，这与检验质量目标的设定有关。检验质量目标主要包括允许不精密度、允许偏倚和允许总误差等。其中以允许总误差最为重要，反映了从临床实用角度所能接受的分析误差大小。

应建立不同检测系统检验结果同质化的质量目标。《医学实验室质量和能力认可准则的应用要求》中规定了医学实验室内分析系统间定期比对要求：样本数量不少于 20 份，浓度应覆盖测量范围，包括医学决定水平，计算在医学决定水平下的系统误差，应 < 1/2TEa。参考上述比对要求，应建立不同检测系统用于分析同一项目的允许误差的控制目标。

第六节　临床生物化学检验结果同质化临床实践

本节以上海地区糖化血红蛋白和血清丙氨酸氨基转移酶检验质量同质化为案例，介绍临床生物化学检测项目的同质化管理。

一、上海地区糖化血红蛋白一致性计划管理模式

2009 年复旦大学附属中山医院检验科启动了上海地区糖化血红蛋白一致性计划（Shanghai Glycohemoglobin Harmonization Program，SHGHP）。通过新鲜全血样本赋值比对，用于校准不同检测方法 / 系统，提高糖化血红蛋白检测结果的一致性和准确性。

（一）组织架构与运作模式

2009 年复旦大学附属中山医院检验科牵头启动 SHGHP（组织架构见图 3-1），并组织建立参考实验室网络（确定比对样本的靶值）。参考实验室制备和发放新鲜定值标本及比对样本。参加医

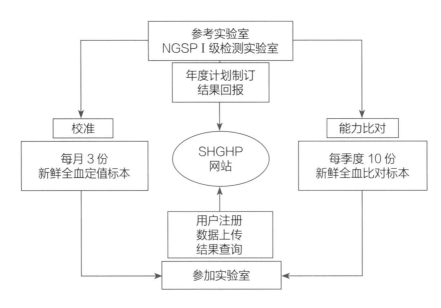

图 3-1　上海地区糖化血红蛋白检测结果一致性计划示意图

学实验室在项目启动初期需通过每月一次 3 个浓度水平的混合新鲜全血定值标准品校准，确保检测准确性，同时通过每季度 10 个比对样本进行能力比对，以监督参加医学实验室检测结果准确性及与参考实验室间的一致性。参加医学实验室在后期取得较好的检测结果一致性后只需进行每季度 10 个样本的比对。参考实验室和参加医学实验室均通过 SHGHP 网站发布计划、上传数据、统计分析结果等。

2016 年参加计划的医学实验室拓展至近 200 家时，比对样本量需求显著增加，混合样本制备时间变长，样本稳定性下降。因此，SHGHP 项目改进和完善了无基质效应新鲜全血样本的制备方法，不再采用混合样本，直接采用新鲜全血样本定值。同时，采用冷链样本传送模式，运输全过程进行冷链温度监控，以确保样本在运输过程中的稳定性。上海地区样本：当日制备、发放并送达，全程 2～8℃新鲜冷链运输。全国其他地区样本：当日制备与发放，72h 内送达，全程 −80℃冷链运输。

（二）参加医学实验室

2010 年初始，SHGHP 仅覆盖上海地区三级医院实验室。2018 年，SHGHP 覆盖上海市各层级医院实验室达 114 家，其中三级医院占 28.6%、二级医院占 32.9%、社区医院占 35.7%、第三方检验机构占 2.8%。以上机构均使用离子交换 HPLC 法。

2018 年上海市以外地区共有 78 家医学实验室参加，其中三级医院占 71.2%、二级医院占 11.0%、社区医院占 1.7%、第三方检验机构占 16.1%。以上机构使用的检测方法包括离子交换 HPLC 法（占 68.9%）、免疫法（占 18.9%）、亲和层析法（占 5.7%）、酶法（占 4.7%）、电泳法（占 1.8%）。

（三）同质化实施效果

2010 年至 2018 年，SHGHP 各参加实验室通过率从计划开展初期的 39.1% 逐步提高至近 90%（图 3-2）。2013 年至 2015 年，SHGHP 靶值的判断标准由 2012 年的 ±8% 提高至 ±7%；2016 年起，SHGHP 靶值的判断标准提高至 ±6%。

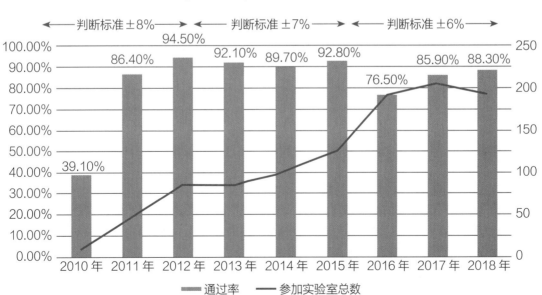

图 3-2 SHGHP 参加医学实验室各年度比对通过率

SHGHP 的推广明显改变了上海地区乃至全国多地不同等级医院、不同检测系统 / 方法之间检测结果不一致的现象。据上海市临床检验中心室间质量评价计划数据显示，上海地区不同医学实验室间 HbA1c 检测结果偏倚已逐步降低至 3.5%，接近美国病理学家协会（College of American Pathologists，CAP）2018 年的调查数据（表 3-4）。

表 3-4　2010—2018 年上海市临床检验中心室间质评偏倚与判断标准

年度	2010	2011	2012	2013	2014	2015	2016	2017	2018
最大室间偏倚	8.7%	9.9%	4.6%	6.3%	4.0%	4.0%	3.5%	3.7%	3.5%
评价标准（靶值 ±）	10%	10%	8%	7%	7%	7%	6%	6%	6%

SHGHP 每年至少为 400 万例的 HbA1c 检测结果提供了质量保证，避免患者在不同医院间就医时重复检测，减少医疗资源浪费，并为在更大范围内的糖化血红蛋白检测结果互认奠定了可行性及科学性的基础，也为采用糖化血红蛋白作为糖尿病诊断标准提供了可靠技术保障。

（四）该项目在同质化检验中的示范作用

SHGHP 以疾病诊治为切入点，通过新鲜样本校准与靶值传递结合新鲜样本比对的方式，提升了 HbA1c 检测项目的质量及结果一致性。

通过该项目，可总结开展医学实验室临床生物化学检验项目结果一致性的工作模式，为提升医联体、区域检验中心内各医疗机构医学检验项目的结果同质化水平提供参考，并推进医疗机构检查结果互认。

二、上海地区血清丙氨酸氨基转移酶测定结果一致性管理模式

酶学检测项目一直是临床生物化学中最常见、最重要的检测项目之一。由于方法学和检测系统的不同，许多情况下同一项酶的检测结果在不同医院间常出现较大的差异，给患者和临床医生造成很大困扰。为了改变这一状况，上海医学会检验医学分会于 1999 年初正式提出了将提高血清丙氨酸氨基转移酶（alanine aminotransferase，ALT）测定值可比性列为工作重点的设想，并组织了上海地区自愿参加该工作的二级和三级综合性医院的检验部门，共同进行了检测结果一致性的实验工作，取得了较好的结果。

（一）工作方案

上海地区血清丙氨酸氨基转移酶测定结果一致性实施方案分为以下几个阶段。

1. 第一阶段　11 所三级综合性医院在 ALT 测定条件未改变的情况下，首先统一测定 3 份样本，每份样本各测定 3 次，了解 ALT 检测实际状况。随后进行 4 次实验，每次实验间隔 2 ～ 3 周，11 所三级综合性医院在统一时间内进行测定，检测在得到样本后的当天完成，每份样本测定 3 次，对结果进行统计处理，检测温度均设置为 37℃。采用全自动生化分析仪相匹配的测定试剂及程序，每次实验前，先将校准品的 ALT 值传递给 1 份新鲜混合人血清样本。该血清即作为此次实验的临时统一校准品。各参加单位以该新鲜混合人血清作为校准品，对各自 ALT 测定系统进行校准，再分别

测定 2 ～ 4 份新鲜混合人血清样本和部分质控样本的 ALT 值。

2. 第二阶段　进一步扩大实验范围（先后有 32 家二级和三级综合性医院的检验部门参加）。实验共进行 5 次，方法同第一阶段。

（二）同质化实施效果

校准前各参加医院检验科之间的 ALT 检测值变异系数（CV）为 17.1% ～ 20.5%，校准后各医院之间检测值具有良好的一致性，CV 降至 1.42% ～ 5.97%。

在 ALT 检验结果一致性较好的基础上进行 2 次较大规模的表面健康人群 ALT 检测值调查，得到的 ALT 参考范围可使不同医院之间 ALT 测定值的可比性增加，以实现检验结果的同质化。

（三）该项目在同质化检验中的示范作用

无论各医学实验室检测的时间和使用的检测系统是否相同，同一样本的检测结果在不同的医学实验室间应该具有一致性，这是同质化检验的基本要求。不同医学实验室采用的酶分析方法可能有所不同。分析方法和条件的不同引起的检测结果差异可以通过使用校准品来纠正，以确保分析测量准确度的传递，从而提高不同方法间检测结果的一致性。校准品还能校正分析系统中未被发现的系统误差。校准品应具有可溯源性，但并不具有通用性。实验中采用的校准品含有可溯源到国际临床化学和检验医学联合会（international federation of clinical chemistry and laboratory medicine，IFCC）参考方法的 ALT 测定值，但也仅适用于某一检测分析系统。为了使校准品适用于各医院不同的检测分析系统，将校准品中含有 IFCC 的 ALT 推荐方法的测定值传递给新鲜混合人血清样本，再以此血清样本作为校准品去校准各医院的检测分析系统，然后用各医院检测系统再检测其他新鲜患者样本，这样可使样本的检测值具有一定的溯源性（准确性）。

人血清对各检测系统应该不存在任何基质效应，事实上是最理想的校准品。采用统一的人血清校准品后，无论是三级综合性医院还是二级综合性医院的不同仪器、试剂系统之间 ALT 测定值的差异都大大减小，使结果相对统一；在测定条件不变的情况下，结果稳定。合适的校准品在检测结果的一致性中起重要作用，校准品的正确使用将增加常规酶分析方法的可靠性。应用酶的检测校准品可使不同的常规方法的测定结果得到统一，这是酶测定标准化的工作目标。如果各个厂商的校准品能够实现互换，这样就可以真正实现不同检测系统间检验结果的同质化。

（张春燕　朱晶　周佳烨）

第四章

临床免疫学检验结果同质化管理

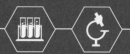

　　临床免疫学的检测范围不仅包括感染性疾病、自身免疫性疾病、变态反应性疾病、免疫缺陷/增殖性疾病等医学实验室诊断，也包括血清免疫球蛋白、自身抗体、变应原、肿瘤标志物、激素、贫血指标等测定。

　　临床免疫学检验结果同质化管理是指从医学实验室管理和技术方面，利用科学合理的方法使不同医学实验室间检测同一份样本的临床免疫学项目能获得一致性的检测结果。临床免疫学检验结果同质化是推进医疗机构间临床免疫学检验结果互认的先决条件。推进医学检验检查结果互认共享能够节约有限的医疗资源，减少重复检验检查，简化就医环节，缩短就医时间，降低诊疗费用，提高人们就医满意度。

　　本章主要从临床免疫学检验结果同质化管理的现状、项目选择原则及具体要求、同质化管理的实施方案、同质化风险管理几个方面进行介绍。

第一节　临床免疫学检验结果同质化管理现状

　　免疫学检测技术的基础是抗原抗体反应。早期建立的免疫学检测技术通常是直接用抗原抗体反应产生的现象判断实验结果。现在的标记免疫技术是用高度敏感的示踪物质（如荧光物质、放射性核素、酶或化学发光物质等）标记抗原或抗体，进行抗原抗体反应后，通过检测标记物对抗原或抗体进行定性、定位或定量分析，如酶联免疫反应、凝集反应、化学发光、电化学发光等检测方法。定量检测项目中，由于检测方法不同、试剂不同以及仪器检测的抗原或抗体的位点不同，从而导致检测结果的差异。定性检测项目中，由于存在灰区复核以及手工项目中人员水平的差异，也会导致检测结果的差异。因此，应建立统一、规范的临床免疫学检验结果同质化标准，促进临床免疫学检验结果的同质化与互认。

第二节　临床免疫学同质化项目选择的基本原则

　　在临床免疫学检验过程中，引起样本检测结果变异的因素较多，如检测系统（仪器、试剂等）多样、原理不同、性能不一、质量参差不齐，检验技术人员技能水平存在差异，质量管理行为不规范等都极易导致免疫项目检验结果的真实性、准确性、科学性、可比性存在偏差，不利于临床诊疗。其中，严格把关质量控制是确保临床免疫学检验结果同质化的前提和保证，总的原则应遵循"科学、必需、安全、有效、合理"，在确保医疗质量和医疗安全基础上，优先选取临床常用、稳定性好、临床应用价值高的免疫检验项目。

一、基本原则

临床免疫学同质化项目选择的基本原则包括以下几方面。

（一）临床开展的常规检验项目

应选择临床常规开展、临床路径中常用、工作量较大的临床免疫学检验项目进行同质化管理。

（二）检测结果重复性好

室内精密度高、稳定性好的项目便于同质化管理。检验结果重复性好的项目可参与由国家卫生健康委员会临床检验中心或省卫生健康委员会临床检验中心组织的室间质量评价活动，对结果的可比性提供重要的参考。对于参与同质化的临床免疫学定量检验项目，室内质控评价标准可参照《临床检验定量测定室内质量控制》（WS/T 641—2018）、《临床生物化学检验常规项目分析质量指标》（WS/T 403—2012）；对于参与同质化的临床免疫学定性检验项目，室内质控评价标准可参照《临床定性免疫检验重要常规项目分析质量要求》（WS/T 494—2017）及有关质量评价标准。

（三）室间质量评价符合要求

开展同质化管理的临床免疫学检验项目应当按照有关规定参加质控组织开展的室间质量评价，参加频次不得少于每半年一次。同质化的临床免疫学定量检验项目宜先选择室间质量评价中重复性好、偏倚小的检测项目，能满足允许总误差性能规范要求；同质化的临床免疫学定性检验项目宜先选择室间质量评价中成绩≥80分的检测项目。

（四）具有统一的技术标准

开展同质化管理的临床免疫学检验项目应变异系数小，不同医学实验室应使用统一的生物参考区间或临床决定值，并统一报告格式。

（五）临床应用价值高

临床应用价值高的项目对临床诊疗起着重要的辅助作用。对这一类项目实施同质化管理，可以满足临床诊疗的现实需求，也可避免不必要的重复检测。

二、基于同质化推进项目的互认

医学检验质量同质化是医疗机构间检验结果互认的前提。国家卫生健康委员会临床检验中心、省卫生健康委员会临床检验中心以及区域检验联盟等机构已选择了部分临床检验项目推进检验结果互认。以上海和京津冀鲁检验结果互认为例介绍如下。

（一）上海市卫生健康委员会开展的互认项目

2021 年，上海市卫生健康委员会开展的互认项目包括乙型肝炎病毒表面抗原、乙型肝炎病毒表面抗体、乙型肝炎病毒 e 抗原、乙型肝炎病毒 e 抗体、乙型肝炎病毒核心抗体、丙型肝炎病毒抗体、抗甲肝病毒 -IgM 抗体、抗戊肝病毒 -IgG 抗体、抗戊肝病毒 -IgM 抗体、抗乙肝病毒核心抗原 -IgM 抗体（肝功能异常和术前除外）、抗 HIV 抗体、抗梅毒螺旋体非特异性抗体、抗梅毒螺旋体特异性抗体、巨细胞病毒 IgG、弓形虫 IgG、风疹病毒 IgG、抗 UIRNP 抗体、抗 Sm 抗体、抗 SSA 抗体、抗 SSB 抗体、抗 Scl-70 抗体、抗 Jo-1 抗体、抗 Rib-P 抗体、新型冠状病毒 IgG 抗体、新型冠状病毒总抗体、免疫球蛋白 G、免疫球蛋白 A、免疫球蛋白 M、免疫球蛋白 E、补体 3、补体 4、C 反应蛋白、总甲状腺素、总三碘甲状腺原氨酸、总前列腺特异性抗原、游离前列腺抗原、胰岛素、甲胎蛋白。

（二）京津冀鲁开展的互认项目

2020 年京津冀鲁检验结果互认项目共 43 项，其中临床免疫项目包括乙型肝炎病毒表面抗原、乙型肝炎病毒表面抗体、丙型肝炎病毒抗体、甲胎蛋白、癌胚抗原、前列腺特异性抗原、促甲状腺激素、总三碘甲状腺原氨酸、游离三碘甲状腺原氨酸、游离甲状腺素、总甲状腺素、免疫球蛋白 G、免疫球蛋白 M、免疫球蛋白 A。

第三节　临床免疫学同质化项目的具体要求

主管部门应结合本地区特点，制订详细的实施细则来指导临床免疫检验项目的同质化建设与管理，并定期监督。

一、质量管理体系同质化

临床免疫实验室可依据 ISO 15189 建立质量管理体系，并开展质量管理工作，促进临床免疫学检验领域质量管理水平的提升和检验结果同质化。

（一）规章制度

参与同质化管理的医学实验室应制订符合临床免疫实验室同质化管理实施细则和具体要求的质量管理体系文件，包括：①质量方针和质量目标；②质量手册；③要求的程序和记录；④医学实验室为确保有效策划、运行并控制其过程而规定的文件和记录；⑤适用的法规、标准及其他规范性文件。

（二）人员

临床免疫实验室特殊岗位（如 HIV 初筛、产前筛查、新生儿疾病筛查等）工作人员应取得相应上岗证。全自动免疫分析仪等主要检测设备的操作人员应有合格的培训记录和授权操作证书。医学实验室负责人至少应具有以下资格：中级技术职称及以上，医学检验专业背景或相关专业背景经过医学检验培训，具有 2 年以上临床免疫学检验工作经验。从事特殊检验项目的医学实验室人员还应符合相关规范的要求。

（三）设备

制订检测仪器及相关辅助设备的校准、使用、维护、维修、验证等作业指导书，并按要求执行；作业指导书应按《医学实验室质量和能力认可准则》（CNAS-CL02：2012）要求编写，并放置在操作现场，方便工作人员使用；带有试剂冷藏功能的仪器，应保持待机状态，必须关机时应妥善保存试剂；仪器设备应建立唯一性标识和档案；医学实验室应使用计算机信息系统，并验证数据传输的正确性。

应按国家法规要求对强检设备进行设定。应进行外部校准的设备，如果符合检测目的和要求，可按制造商校准程序进行。应至少对分析设备的加样系统、检测系统和温控系统进行校准。校准报告内容还应包括校准方、校准周期等。保留校准原始记录，保留校准方出具的校准报告（校准报告应有校准方的公章及医学实验室负责人的签字确认）。设备故障修复后，应首先分析故障原因，如果设备故障影响了方法学性能，可通过合适的方式进行相关的检测、验证。

（四）试剂

医学实验室制订的试剂和耗材的管理程序应有明确的判断符合性的方法和质量标准；应选用有国家批准文号的试剂，特殊项目（如艾滋病抗体初筛）试剂应有批批检定合格证书；应保留制造商提供的试剂性能参数。

新批号试剂和/或新试剂应与之前或现在设置于设备中的旧批号、旧试剂平行检测以保证检测结果的一致性。比对方案应至少利用一份已知阳性样本、一份弱阳性样本和一份已知阴性样本（HIV等特殊项目除外）。

不同批号、相同批号不同试剂盒、同一试剂盒内的不同组分不应混用，如果混用则医学实验室应提供混用的方法及确认程序和结果。

应提供试剂和耗材检查、接收或拒收、储存和使用记录。商品试剂使用记录还应包括使用效期和启用日期。自配试剂记录包括试剂名称或成分、规格、储存要求、制备或复溶的日期、有效期、配制人等。

定性检验方法和程序的分析性能验证内容应参考试剂盒说明书上明确标示的性能参数进行验证，至少应包括检出限、符合率，如为定量方法应验证精密度（包括重复性和中间精密度）；并应明确检验项目的预期用途，如筛查、诊断、确认。

医学实验室在试剂正常保存及使用情况下，发现试剂存在质量问题时，应及时停用并申请试剂退换，保证试剂质量；医学实验室自建检验系统时，应制订相应的校准程序和作业指导书，规定使用的校准物种类、来源及数量，校准方法、校准时间间隔和校准验证方法等；检验结果应可溯源。

（五）环境监测

医学实验室应及时监测和有效控制环境条件，确保检测结果准确可靠。监测范围包括环境温度与湿度、冰箱温度、纯水机的水质、桌面消毒等。

应实施安全风险评估，如果设置了不同的控制区域，应制订针对性的防护措施及合适的警告。

开展免疫检验的实验场地应与检验工作相适应，应在二级生物安全实验室内开展传染性疾病检验项目，有相应的个人防护用品。

二、检验报告方式统一

检验报告方式应按照以下要求执行。

1. 参与同质化管理的检验项目的报告单格式要统一：应包含医学实验室名称、标识、患者相关信息（唯一性）、检测系统（仪器设备）、检验结果和测量单位、生物参考区间、申请人相关信息、样本采集的日期和时间、送达医学实验室日期和时间、检验报告发布的日期和时间、样本信息及质量评价（如血清、全血，脂血、溶血等）、操作者及审核者的签名等信息。

2. 各临床免疫学检验项目生物参考区间应标准化，可参考相关行业标准或指南。

3. 特殊检验项目的结果报告应符合相关要求，如 HIV 抗体筛查试验等。

4. 检验结果支持互联共享，便于数据获取和分析。

三、室间质量评价符合要求

各检测项目应按照要求参加验证 / 室间质评。可参照相关文件制订室间质量评价程序，并实施。定性项目结果的可接受范围为：呈反应（阳性）或不反应（阴性）的结果与预期结果相符；根据滴度或稀释度判定阴、阳性的检测，阳性质控结果在预期值上下一个滴度水平或稀释度水平，阴性质控结果为阴性，即为在控，否则为失控。定量项目结果的可接受范围应满足国家或省市临床检验中心的相关规定。

所有参与同质化管理的项目应参与国家或省级临床检验中心开展的室间质量评价计划，评价频次不少于每半年 1 次，并连续 2 次获得成绩合格。应监控所有外部质量评价活动、能力验证活动、正确度验证计划或医学实验室间比对结果，当结果不符合预定的评价标准时，应采取纠正措施。

四、室内质量控制符合要求

医学实验室设计的内部质量控制方案可参照相关文件制订，并实施，如《临床实验室定量测定室内质量控制指南》（GB/T 20468—2006），利用临床免疫实验室室内质量控制技术，规范操作流程，确保临床免疫同质化检验项目结果的持续稳定。

定性检验项目质控品试剂盒自带的为内对照，用于监控试剂的有效性，以及用于阈值与检出限的计算。阴、阳性质控品为外对照，用于监控实验的有效性。医学实验室在选择质控品时应考虑类型（宜选择人血清基质）、浓度（弱阳性质控品浓度宜在 2～4 倍临界值，阴性质控品浓度宜在 0.5 倍临界值左右）、稳定性（宜选择生产者备注具体保存条件，如 2～8℃或 –20℃以下有效期为 6 个月）、均一性；每检测日或分析批，应使用弱阳性和阴性质控品进行质控。医学实验室应定义自己的分析批长度和质控频率；质控品位置不能固定而应随机放置，且应覆盖检测孔位；质控记录应包括检验项目，方法学名称，分析仪器名称和唯一标识，试剂生产商名称、批号及有效期，质控品生产商名称、批号和有效期，质控结果，质控结论。失控时，应分析造成失控的根本原因，采取纠正措施，必要时引入预防措施。肉眼和滴度（稀释度）判断结果的规则：阴、阳性质控品的检测结果分别为阴性、阳性，即表明在控，相反则为失控。应使用统一质控软件，按时将室内质控数据上报，并对每次室内质控反馈结果进行分析和记录。

定量检验项目的质控规则设置可参照《临床检验定量测定室内质量控制》（WS/T 641—2018），每次检测应使用 2 个浓度质控品至少做 1 次室内质控，选择适宜质控规则，并按照统计学质量控制的方法建立检测项目的控制限（不得直接使用质控品说明书的范围作为控制限），室内质控品的测定值应在相应仪器、试剂组允许的靶值范围内。

室内质控结果合格后，方可出具检测报告。当室内质控结果失控时，应分析原因，纠正后检查失控对之前患者样本检测结果的影响后再出具检测报告。医学实验室应定期对定量和定性检测项目的质控数据进行整理、分析、总结；建议主管部门或牵头单位监测各参与互认机构的免疫项目室内质量控制结果，可借助室内质控室间比对软件系统比对分析使用相同室内质控样本的医疗机构的室内质控数据。

五、医学实验室间检验结果一致性

对于定性检测，如果采用手工操作或同一项目使用两套及以上检测系统时，应至少每年进行1次医学实验室内部比对，包括人员和不同方法/检测系统间的比对，至少选择2份阴性样本（至少含1份其他标志物阳性的样本）、3份阳性样本（至少含2份弱阳性样本）进行比对，评价比对结果的可接受性。出现不一致时，应分析原因，并采取必要的纠正措施，以及评估纠正措施的有效性。应有相应记录。

对于定量检测，如果用两套及以上检测系统检测同一项目时，应有比对数据表明其结果的一致性，比对频次至少每半年1次，样本数量不少于20份，浓度水平应覆盖测量范围，并包含医学决定水平，医学决定水平下的系统误差（偏倚%）应< 1/2TEa。

比对记录应由医学实验室负责人签字，保留时间按相关规定执行。

六、结果复检符合要求

ELISA 检测 HBsAg、HBeAg、抗 HCV、HAV-IgM、抗 HEV-IgM 项目的临界状态的样本均应复检，复检范围的确定按下列公式计算：cut off 值 ×0.7 ≤样本测定值≤ cut off 值 ×3，不得小于此范围。检测 HBsAg、HBeAg、抗 HCV、HAV-IgM、抗 HEV-IgM 阳性对照及阴性对照的吸光度值应符合制造商规定的要求。

应制订化学发光、电化学发光、时间分辨荧光方法检测 HBsAg、HBeAg、抗 HCV 项目的临界状态样本的复检措施，至少应符合制造商规定的要求，并记录复检结果，归档保存，便于查对。

七、质量指标符合要求

临床免疫学定量检验项目的分析质量控制指标主要包括精密度、正确度和准确度等。总误差、不精密度和偏倚指标分别用于室间质量评价、室内质量控制管理和正确度验证，总误差指标可用于判断不同医学实验室检验结果是否具有可接受的可比性，即是否达到同质化。临床免疫学定性检验项目的分析质量控制指标主要包括精密度、准确度、分析敏感性（即最低检出下限）、对转化血清盘的检测能力、分析特异性（交叉反应）等。应监控医学实验室建立的质量指标，发现变化及时查找原因，解决问题。

第四节　临床免疫学检验结果同质化的实施方案

参加临床免疫学检验项目同质化管理的医学实验室需满足参与项目检验结果同质化的要求。在同质化管理实施前和实施中，参与同质化建设的医学实验室需接受主管部门或牵头单位的评审和定期监督。

一、实施步骤

建议遵循先易后难、从少到多、分步推进的方案来推进临床免疫学检验项目的同质化管理。

1. 先易后难 医学实验室应优先选择已有理论研究或实践初步证明达成检验结果一致性可能性比较大的临床免疫学检验项目实施同质化管理。

2. 从少到多 临床免疫学检验同质化管理起步阶段，建议选择若干家在临床免疫学检测系统（包括检测方法、检测设备）较为类似、检测质量可靠的核心医学实验室试运行，积累经验后从少到多、从点到面逐渐铺开。

3. 分步推进 在选择临床免疫学检验的同质化管理项目时，建议考虑按定量和定性项目的临床应用领域来分步推进，如可先选择肿瘤标志物、激素、感染性指标、自身抗体。

二、评审方案

临床免疫学检验项目同质化管理的评审分为首次评审和定期监督两种。

（一）首次评审

首次评审包括以下三方面。

1. 评审方式 组织1～2名专家对临床免疫实验室进行现场评审，并发放患者新鲜样本进行医学实验室检测。

2. 评审内容 评审内容涉及资料评审和现场评审。

（1）资料评审：对临床免疫项目检测机构的同质化管理的相关文件进行评审；对临床免疫项目的检测机构近3年室间质评结果的情况进行现场调查。

（2）现场评审：①评审专家组依据同质化的管理要求和医学实验室管理体系文件及有关技术标准，对现有的免疫项目检测的技术能力和质量管理活动进行现场评审；②对有条件实施新鲜样本比对的项目进行新鲜样本比对，依据检测系统的不同，完善医学实验室间的比对工作，通过比对的方式判断同质化项目检验结果的可接受性。

3. 同质化项目清单 医学实验室根据评审的结果以及同质化项目选择的原则酌情确定同质化项目清单，对符合要求的医学实验室以及符合一致性质量要求的临床免疫学检验项目纳入同质化项目清单。

（二）定期监督

定期监督包括以下两方面。

1. 监督方式 监督方式包括现场督查和新鲜样本比对。

（1）现场督查：上级医学实验室应定期对辖区医疗机构的临床检验同质化项目质量情况进行督查，及时发现问题，并督促整改。

（2）新鲜样本比对：依据检测系统、实验方法的不同，除监督各同质化机构完成室间质评外，有条件的可进行新鲜样本比对来判断同质化项目检验结果的可接受性。

2. 更新同质化项目清单 医学实验室定期更新同质化项目清单，可根据现场督查结果和新鲜样本比对结果，必要时提出可以增加或减少的同质化项目。

第五节　临床免疫学检验结果同质化的风险管理

对医学实验室进行风险管理，评估检验全过程中可能存在的问题，可降低或消除影响检验结果同质化的风险因素，保障医疗安全。

一、检验前过程同质化的风险管理

检验前过程的影响因素涉及样本采集、运送和处理不规范等，均会导致样本不合格，最终使得检测结果与实际值存在偏倚，干扰临床正确使用检验结果。因此，医学实验室应正确处理不合格样本，并加强检验前环节质量培训与考核。

（一）样本采集

样本采集风险包括以下几方面。

1. 样本采集的时间在很大程度上影响了样本中物质的含量，若没有把握好样本采集时间，则可能导致样本中物质的含量不符合患者实际。在血液采集时，需要对采集的时间进行严格的控制，通常许多细节上的差异都会影响最终的检验结果。例如，在进行激素检测时，应固定在同一时间点采集样本，避免因昼夜时间差异影响检验结果。

2. 样本采集人员未按要求进行样本采集、不能正确使用样本容器和标识、未按要求进行采样前身份信息确认等，导致不合格样本产生。

针对检验前样本采集风险，医学实验室应制订相应的文件，指导医生、护士及相关检验人员采样。此外，应完善信息系统，在医生开具申请单和护士采集样本时，系统能醒目提示，减少差错发生。

（二）样本储存与运送

样本采集完成后，应及时将样本送至医学实验室进行检测。由于医学实验室内环境与外界不同，样本在外界长时间暴露，可能导致成分改变。因此应避免样本溶血、细菌污染导致检验结果的假阳性或假阴性。例如，严重溶血会对辣根过氧化物酶标记的酶联免疫吸附试验产生非特异性干扰。针对样本储存与运送风险，医学实验室应制订检验手册，并对相关人员进行培训和监督，完善信息系统样本流转查询功能，以实时追踪样本状态。

二、检验中过程同质化的风险管理

在临床免疫学检验中，存在较多因素影响临床免疫学检验项目的同质化，如不同机构存在不同的分析测量系统（方法、检验设备、检测程序等）、检验环境的温度、检验环境的湿度、试剂更换、试剂平衡时间等。这些风险因素若得不到科学控制，将会对检验结果造成不同的影响。

（一）检验程序适宜性

检验程序适宜性可能在执行过程中发生偏离，应对整个临床免疫的检验流程进行监督，发现问题及时纠正并评估可能的影响。

（二）性能验证

临床免疫同质化检验项目的检测系统出现变化（如设备发生故障、迁移等），可能产生严重的技术和质量风险，应规定仪器设备发生重大故障或迁移后需校准和验证，需评估对故障前临床免疫同质化检验项目结果的影响程度；应对检验流程进行不定时监督，发现问题及时纠正。

（三）测量不确定度评估

由于性能验证期间检测系统发生变化（设备发生故障、迁移等），或检验执行过程中发生偏离导致临床免疫同质化定量检测项目的测量不确定度发生变化，可能产生较严重风险，需要对检验流程进行不定时监督。当仪器设备发生重大故障或迁移后需校准和验证，并评估对故障前同质化检验项目结果的影响程度。

（四）生物参考区间

目前国内许多临床免疫定量检验项目的生物参考区间缺乏统一标准，检测系统溯源标准亦不同，可能导致检验项目的生物参考区间或临床决定值不同，使检验项目无法同质化，检验结果不具有可比性。建议临床免疫专业组根据区域临床免疫诊疗的实际工作需求，在统一检测方法的基础上，对同质化项目采用统一的生物参考区间。

三、检验后过程同质化的风险管理

检验后过程同质化的风险管理包括以下几方面。

（一）结果复核

医学实验室工作人员需要对已经做完检验的结果进行审核，针对异常或有异议的结果，应及时进行复核。应定期培训岗位人员，健全检验信息系统，采用历史结果纵向比对、相关检验横向分析、患者信息印证等方法审核结果。怀疑存在潜在的样本质量问题时，一定要及时联系临床相关方和/或追查检验前、检验中出现的可能影响样本质量的因素。

（二）结果报告

临床免疫同质化检验项目的检验结果通过实验室信息系统（laboratory information system，LIS）发放报告，信息系统故障可导致结果报告内容不完整、结果内容出现不可能出现的内容、结果被修改等。医学实验室应健全实验室信息系统功能，设置信息系统能自动识别漏项和错误结果，并记录修改痕迹。

（三）临床免疫检验项目同质化可能产生的诊疗风险

临床免疫检验项目同质化应注意结果的报告方式，医学实验室应与临床医生沟通，确认检验项目的预期用途。以乙型肝炎病毒表面抗原检测为例，目前医学实验室提供的乙型肝炎病毒表面抗原检测虽然标示的是定量检测，但其实是用数值的方式来表达定性的结果。若临床诊疗只是想确定有或无，医学实验室报告定性结果（阴、阳性）即可。若临床医生在乙型肝炎患者的治疗过程中，需要了解疗效情况，则医学实验室应报告数值。以上这些均需要医学实验室与临床医生沟通，并得到临床认可。此外，医学实验室也应注意灰区结果的报告，应提前与临床医生进行沟通，并在报告单中有提示或备注。

四、特殊干扰因素的风险管理

临床免疫检验一般基于抗原抗体反应。在测定时，当样本中存在一些特殊的生物干扰因素或高浓度抗原时，可能影响检测结果，产生较严重的检验风险。

（一）异嗜性抗体

（1）常见的生物干扰因素是一些与被检物质化学结构不同但活性相似的物质，如异嗜性抗体（heterophil antibody，HA）、人抗动物抗体（human anti-animal antibody，HAAA）、自身抗体、类风湿因子和其他蛋白质等。其中，HA 的存在是影响免疫检验的重要因素之一。

（2）目前，HA 的干扰率尚未引起人们足够的重视，但其对多种组分的测定存在较大的干扰风险，可能引起严重的后果（表 4-1）。

表 4-1　HA 对检测项目的影响

项目分类	有干扰的项目
内分泌类检验项目	促甲状腺激素（TSH）、游离三碘甲状腺原氨酸（FT₃）、游离甲状腺素（FT₄）、人绒毛膜促性腺激素（HCG）、甲状旁腺激素（PTH）、黄体生成素（LH）、催乳素（PRL）、皮质醇 *、抑制素 A（INHA）
肿瘤标志物	降钙素（CT）、癌胚抗原（CEA）、糖类抗原 125（CA125）、前列腺特异性抗原（PSA）、游离前列腺特异性抗原（FPSA）、甲胎蛋白（AFP）
心脏生物标记物	肌钙蛋白（Tn）、肌红蛋白（Mb）、肌酸激酶同工酶 MB（CK-MB）
病原体感染类项目	人类免疫缺陷病毒（HIV）
甲状腺球蛋白自身抗体（TgAb）干扰的项目	甲状腺球蛋白（Tg）*
其他	嗜铬粒蛋白 A（CGA）、类胰蛋白酶（TPS）、C 反应蛋白（CRP）、干扰素（IFN）、胃泌素（Gas）、α1- 微球蛋白（α1-MG）

注：* 为假性降低，其他为假性增高。

（3）HA 干扰的去除方法

1）稀释法：可以减少 HA 对项目的干扰，但不能够完全消除。

2）物理化学技术：可通过超速离心、样本加热、凝胶过滤或色谱、三氯乙酸沉淀、聚乙二醇（PEG）、疏基抗原和清洁剂等来消除 Ig 片段，降低干扰。

3）阻断剂：利用非特异性和特异性阻断剂与 HA 结合从而达到降低干扰的目的。特异性阻断剂主要有 Ig 抑制试剂和 HA 阻断试剂，多为鼠单克隆抗体。高浓度的非特异性 Ig 可阻止 HA 的干扰，如牛和鼠非特异性 Ig。

4）利用与 HA 低反应的物质：如使用非 Ig 亲和蛋白、特异的兔 F（ab'）₂ 片段等作为固相抗体或酶标抗体，减少与 HA 结合的机会。

5）使用不同的测定方法：利用不同厂家生产的单克隆抗体存在的差异，降低体内 HA 的干扰。

目前，尚无可彻底消除 HA 干扰的方法。在日常工作中，医学实验室需要对所使用试剂的特性，特别是干扰因素进行了解和验证，同时在出现检验结果与临床不符时，应及时与临床医生联系和沟通，共同解决，避免检验风险的发生。

（二）HOOK 效应

HOOK 效应又称"钩状效应"，是指由于抗原抗体比例不合适而导致假阴性的现象，其中抗体过量称为前带效应，抗原过量称为后带效应。目前医学实验室为减少钩状效应的常用措施有以下几种。

（1）同步稀释法：将原倍样本与稀释后的样本同时检验，以提高阳性率，减少漏检或误诊，但该法操作烦琐，成本较高。

（2）PEG 法：在酶标抗体试剂中加入 4%PEG6000，由于 PEG 是一种加速剂，可以加速免疫复合物的形成，增加液固相反应的临界浓度，使结合到固相上的酶免疫复合物数量增加，从而有效减少 HOOK 效应的发生，可使钩状效应发生的临界浓度减小 1 ～ 2 个稀释度，但同时增加了非特异性反应。

（3）振动态酶联免疫吸附试验法：将反应板放置在振荡器上振动孵育（200 次 / 分），由于振动状态增加了固相与抗原 – 酶标记二抗结合的机会，使固相抗体上结合酶免疫复合物的量比静止孵育状态下结合得更多，从而有效减少了 HOOK 效应的发生。缺点是增加了非特异性反应。

（4）两步法：即在固相抗体与检测物抗原结合形成抗原抗体复合物后，增加一次洗涤操作，将多余的抗原洗掉，剩余固相抗原抗体免疫复合物与酶标抗体结合，形成有效的固相抗体 – 抗原 – 酶标抗体免疫复合物，最终被检测。

第六节　临床免疫学检验结果同质化临床实践

本节以上海交通大学医学院附属仁济医院检验科牵头的致密细颗粒荧光核型判读一致性计划为例，介绍临床免疫学检验结果同质化的实践过程。

一、致密细颗粒荧光核型判读一致性项目开展背景

自身免疫性疾病（autoimmune diseases，AD）是人体的免疫系统错误地识别自身器官、组织和细胞，诱导免疫应答，继而造成自身损伤的一类疾病。目前可被诊断的自身免疫性疾病约有 100 种，其发病率在整个人群中高达 5% ～ 8%。抗核抗体（antinuclear antibodies，ANA）是以真核细胞各种成分为靶抗原的非器官特异性自身抗体，是 AD 的重要血清标志物。目前医学实验室检测 ANA 主要方法包括以 HEp-2 细胞为基质的间接免疫荧光试验（indirect immunofluorescence assay，IFA）、酶联免疫吸附试验（enzyme-linked immunosorbent assay，ELISA）、化学发光免疫分析（chemiluminescence immunoassay，CLIA）、线性免疫印迹法（line-blot immunoassay，LIA）、可定位激光小珠免疫测定法（addressable laser bead immunoassay，ALBIA）和微阵列芯片法。虽然 ELISA、CLIA、LIA 等方法检测 ANA 操作简便，但抗原在纯化或重组的过程中部分抗原决定簇的天然高级结构会缺失，使得抗原性减弱，造成部分假阴性结果。而 HEp-2 IFA 法以人来源的 HEp-2 细胞作为底物，其抗原种类丰富，可以检测总抗核抗体，且细胞核较大，结构清晰，易于观察荧光染色核型。

因此，HEp-2 IFA 法被美国风湿病学会等认为是 ANA 检测的"金标准"。

抗核抗体荧光核型与自身免疫性疾病关系密切，不同抗核抗体靶抗原在细胞中分布不同而呈现出不同的荧光分布，故可判读出不同核型。例如，ANA"均质型"，主要靶抗原为双链 DNA、核小体和组蛋白，常见于系统性红斑狼疮（systemic lupus erythematosus，SLE）、药物诱导性狼疮和幼年特发性关节炎；ANA"核膜型"，主要靶抗原为 gp210，常见于原发性自身免疫性胆管炎。荧光核型判读对诊断自身免疫性疾病具有重要意义。目前，抗核抗体荧光核型国际共识（international consensus on antinuclear antibody pattern，ICAP）定义了 29 种荧光核型（AC-1 ~ AC-29），且每届 ICAP 会议都会讨论新的核型定义。虽然 ICAP 将 29 种荧光核型分为 11 种必报核型（基础水平报告核型）和 18 种选报核型（专家水平报告核型），但是这对于医学实验室人员，尤其是荧光核型读片经验不丰富的读片人员来说是一种巨大挑战。

细胞核致密细颗粒（nuclear dense fine speckled pattern，DFS）型主要靶抗原为 70kDa 致密细颗粒（dense fine speckles 70，DFS70），DFS70 也称为转录共激活因子 75、晶状体上皮衍生的 75kDa 生长因子（LEDGF/p75）。不同于其他 ANA，该自身抗体可解释相当一部分体检人群的中、高滴度 ANA 阳性，且抗 DFS70 抗体单独阳性少见于 ANA 相关的系统性自身免疫性风湿病（ANA-associated systemic autoimmune rheumatic disease，AARD），甚至可以帮助排除 AD 的诊断，使得针对该自身抗体的相关作用机制及临床意义的研究成为免疫学研究热点。

DFS 核型在 ICAP 中属于基础水平报告核型，即开展 IFA 法检测 ANA 核型的医学实验室均应报告该荧光核型。但在我国对该荧光核型的判读经验有限，即使是三级医院，该核型判读和报告经验也相对不足。当然 DFS 核型的判读在全球范围内也具有挑战性。一项对全球 125 名 ANA 荧光核型判读医学实验室人员的调查表明，其对细胞核致密细颗粒型（AC-2）单一核型判读准确性仅为 50%，对 AC-2 混合其他核型的判读准确性 < 10%。因此，提高医学实验室人员对 DFS 核型的判读能力，加强该核型判读的一致性，提高自身抗体检测医学实验室以及临床科室对该核型及其靶抗原临床意义的了解具有非常重要的意义。

二、互助计划实施方案

2019 年上海交通大学医学院附属仁济医院检验科牵头启动了致密细颗粒荧光核型判读互助计划，该计划以提高各参与医学实验室细胞核致密细颗粒型（AC-2）判读水平为主要目的，并进一步研究 AC-2 荧光核型在国内的检出率、DFS70 靶抗原检出率及其相关临床意义。

（一）项目开展流程

项目执行期为 3 个月，项目开展流程如下。

1. 项目开展前 主办单位确认参与医学实验室数量和名单，进行多中心研究项目伦理申报。项目开展前，举行线上启动会，启动会主要内容包括 DFS 核型临床意义研究进展、核型判读技巧、项目实施细则和时间节点、参与医学实验室样本收集和运送注意事项、结果反馈形式。参与单位相关医学实验室人员需全程参与培训。

2. 项目开展过程 整个项目为期三个月，每个月各参与单位收集各自的报告或怀疑为 DFS 核型的样本血清，于 -20℃ 保存，在每个月月底集中送至主办单位医学实验室。仁济医院检验科会对送检样本集中进行检测和核型判读。判读过程由 2 名判读经验丰富的专家各自独立进行阅片。若两者判读结果不一致，则与第三位专家共同讨论，确认报告的荧光核型。核型判读结果及核型照片反馈给各医学实验室，并进行每月一次的项目总结。

3. 项目总结　项目总结会前，仁济医院将对所有确认为 DFS 核型的血清样本，以 ELISA 法检测该核型所对应的抗 DFS70 抗体，并将检测结果反馈给各参与单位。项目总结会内容包括整个项目期间的判读一致性情况、易混淆荧光核型图片分析、DFS 核型患者临床诊断分析等。

（二）参与医学实验室基本情况

第一届致密细颗粒荧光核型判读互助计划于 2019 年举行，29 家医学实验室参加，上海市 4 家，浙江省 6 家，山东省 5 家，江苏省、广东省、新疆维吾尔自治区各 2 家，江西省、黑龙江省、福建省、甘肃省、青海省、陕西省、广西壮族自治区和辽宁省各 1 家。

第二届致密细颗粒荧光核型判读互助计划于 2022 年举行，截至 2022 年 9 月底，全国参加医学实验室共 63 家，覆盖 21 个省、市及地区。

（三）核型判读互助计划实施效果

第一届 DFS 核型判读互助计划于 2019 年 7 月至 9 月举行，为期 3 个月。3 个月内判读总体一致性为 43.8%，其中 7 月份、8 月份、9 月份三个月的判读一致性分别为 29.7%、58.5% 和 66.9%。在上海，参与互助计划的医学实验室荧光核型判读人员读片经验为 1～7 年，3 个月内对 DFS 核型判读一致性由 80.8% 上升为 89.5%；对于上海以外地区，荧光核型判读人员的平均读片经验为 1～7 年，判读一致性由 29.7% 上升至 60.6%。

仁济医院检验科采用 ELISA 法对经确认的 DFS 核型血清样本进行抗 DFS70 抗体检测。结果显示，抗 DFS70 抗体 ELISA 法检出率达 96.0%，说明此方法对核型的正确判读具有相当重要的作用。

三、互助计划实施的示范作用

目前，国内很多医学实验室都在向抗核抗体间接免疫荧光法的检测、核型判读和报告的标准化、规范化靠拢。但在实践过程中，由于读片人员的经验不同，各医学实验室采用的判读仪器不同，以及不同商品化荧光片采用的 Hep-2 细胞基质来源不同等，往往造成判读结果不一致。通过 DFS 核型判读一致性计划，组织者能够看到各参与医学实验室在项目实施的过程中，判读一致性均有一定提高。此外，对于某些少见核型，如胞质节段型、核少点型等荧光核型，其临床意义仍有待进一步研究，但相信通过相关培训计划，可以提高国内医学实验室对不同核型甚至是少见核型的判读能力，同时也有利于今后进一步研究相关核型的临床意义，为自身抗体精准化治疗打下基础。

（邓芳　吴赟　孙永梅　郑辉　郑冰）

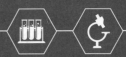

第五章
临床微生物学检验结果
同质化管理

临床微生物学检验在疾病诊断、治疗等方面扮演着重要的角色。一份可靠的临床微生物学检验报告需要从检验前、中、后过程以及"人、机、料、法、环"方面进行质量控制。由于病原微生物种类繁多、培养条件苛刻、鉴定和分型技术有限、自动化程度低等因素，导致临床微生物学检验结果的同质化水平较低。因此，我们需要采取更多措施来提高临床微生物学检验结果的同质化水平，推进微生物学检验结果的互认，为临床感染性疾病早期诊断和治疗提供依据。

第一节 临床微生物学检验结果同质化管理现状

临床微生物学检验是感染性疾病诊断和治疗的重要依据。随着医学技术的发展，微生物学检验方法和技术不断更新，但在实际应用中，临床微生物学检验结果的同质化程度仍有待提高。同质化是指在相同条件下，不同实验室之间或同一实验室内的检验结果具有较高的一致性。本节就临床微生物学检验结果同质化管理现状进行分析。

一、临床微生物学检验结果同质化管理的现状

近年来，随着医学技术的进步，临床微生物学检验结果同质化在以下几个方面取得了明显的进展。

（一）检验方法标准化

各种临床微生物学检验方法已经趋于标准化，国际和国内检验标准得到广泛应用。例如，欧洲抗菌药物敏感性试验委员会（European Committee on Antimicrobial Susceptibility Testing，EUCAST）与美国临床和实验室标准协会（Clinical and Laboratory Standards Institute，CLSI）等组织制定的抗生素敏感性测定标准在全球范围内得到广泛应用。

（二）检验设备和试剂全球化

临床微生物学检验设备和试剂的生产商在全球范围内提供相似的产品，使得各地临床微生物实验室可以采用相同的设备和试剂进行微生物学检验，从而提高临床微生物学检验结果的同质性。同时，各类设备和试剂的性能也在不断优化，这也有助于提高临床微生物学检验结果的准确性和可靠性。

（三）临床微生物学检验信息化

随着实验室信息系统（LIS）的应用，临床微生物学检验工作流程更加规范，有利于提高检验结果的一致性。此外，LIS还可以实现实验室之间的检验数据共享和远程协作，有助于提高临床微生物学检验结果的同质性。

（四）质量控制和认可／认证体系的完善

实验室质量控制体系的建立和认可／认证活动的开展，使得临床微生物实验室更加注重检验质量。例如，临床微生物实验室可以参与国际质量体系认可／认证，也可以参加国家和省市级的临床检验中心质量控制与评价活动等。

（五）合作和交流日益密切

随着全球化的推进，各国临床微生物实验室之间的合作和交流也变得更加紧密，这有助于实现检验结果的国际同质化。例如，实验室人员可以参加国际学术会议和技术研讨会，以了解国际最新技术动态和检验标准。

二、临床微生物学检验结果同质化面临的挑战

临床微生物学检验结果同质化在推进过程中，仍然面临一些问题和挑战，主要包括以下几点。

（一）技术更新换代较快

随着科学技术的不断发展，临床微生物学检验方法和设备也在不断更新换代。这就要求实验室能够及时掌握新技术、新方法，并将其应用于实际工作中。然而，由于技术更新换代的速度较快，一些实验室在技术跟进和人员培训方面可能存在不足，从而影响检验结果的同质化。

（二）资源分布不均

由于世界各地临床微生物实验室的资源分布不均，一些发展中国家和地区的临床微生物实验室可能在设备、试剂、人员等方面存在不足，这可能导致临床微生物实验室的检验结果存在差异。

（三）检验标准和方法的多样性

目前，临床微生物检验尽管已经有了一些国际和国内通用的检验标准，但在实际应用中，不同地区、不同临床微生物实验室可能依然存在使用不同检验标准的情况，且不同方法的敏感性、特异性和准确性也各有差异，影响了临床微生物学检验结果同质化。

（四）质量控制和认可／认证水平参差不齐

当前，虽然临床微生物检验质量控制和认可／认证体系已经在很多实验室得到推广，但不同临床微生物实验室在质量管理水平上仍存在差异，最终影响临床微生物学检验结果的可靠性和一致性。

（五）人员培训和能力提升存在差距

临床微生物检验人员的业务水平和质量意识对实现检验结果同质化至关重要。然而，在实际

操作中，不同的临床微生物实验室在人员培训和能力提升方面可能存在差距，影响检验结果的同质化。

三、临床微生物学检验结果同质化发展的趋势

随着科学技术的进步和全球化的推进，临床微生物学检验结果同质化的发展趋势表现在以下几个方面。

（一）新技术的融合与应用

随着科学技术的不断发展，临床微生物质谱、基因测序、微流控芯片、人工智能等前沿技术将逐渐融入临床微生物学检验领域，提高检测速度、灵敏度和准确性，从而推动临床微生物学检验结果的同质化。

（二）精准化

随着精准医学的发展，临床微生物学检验将更加注重个体差异，以提供更加精准的诊断和治疗方案。这将进一步要求实验室提高检测方法的标准化和同质化水平。

（三）互联网 + 检验

借助互联网技术，实现临床微生物实验室之间数据共享、远程协作和诊断，提高临床微生物学检验结果的同质性。此外，基于互联网的检验结果解读和辅助诊断系统也将得到广泛应用。

（四）检验结果的可追溯性

为提高临床微生物学检验结果的可靠性和一致性，实验室将更加注重结果的可追溯性。建立完善的结果追溯体系，确保检验过程的标准化和规范化。

（五）全球化合作与交流

各国临床微生物实验室之间的合作和交流将进一步加强，通过共享技术、知识和资源，促进临床微生物学检验结果的国际同质化。

（六）检验标准的统一和推广

为提高检验结果的可比性，国际和国内组织将继续努力制订和推广通用的检验标准，促进各国临床微生物实验室采用相同的检验方法和技术。

（七）质量控制与认可 / 认证

未来，临床微生物实验室将更加注重质量管理，并积极参与国际质量体系认可 / 认证活动，以提高检验结果的可靠性和一致性。

第二节　临床微生物学同质化项目选择的基本原则

推进医学检验结果互认可以提高医疗卫生资源利用率、简化就医流程。但并非所有检验项目都

能满足同质化要求，医疗机构应遵循特定原则选择同质化检验项目。临床微生物检验是指导临床药物应用的重要手段，其操作复杂且成本较高，重复检验会造成资源浪费，甚至延误诊疗，因此临床微生物检验质量同质化建设显得极为重要。疾病是动态发展的过程，检验项目结果可能随时间变化，临床医生盲目实施检验结果互认易造成漏诊或误诊。因此，临床微生物检验同质化项目的选择需遵循一定的原则。

一、基本原则

临床微生物学同质化检验项目应选择样本量较大、稳定性好、重复性好、有统一技术标准、满足质量安全的检验项目。例如，一般细菌涂片检查、真菌涂片检查、常见需氧菌的鉴定与分型、结核分枝杆菌检验等。基本选择原则有以下几方面。

（一）根据临床诊疗需求选择

临床微生物实验室应选择样本量较大，对临床诊断和治疗具有重要意义的微生物检验项目，以确保检验结果对临床诊疗具有指导意义。

（二）技术标准统一

临床微生物实验室应选择具有统一技术标准的检验项目，以确保检验结果的可比性和可靠性。

（三）稳定性和重复性好

临床微生物实验室宜选择稳定性好、重复性好的检验项目，以确保检验结果的可靠性和准确性。

（四）成本效益高

临床微生物实验室应选择成本效益高的检验项目，以降低患者的检测成本和检验次数，提高医疗资源利用效率。

（五）满足质量安全要求

临床微生物实验室应选择符合质量安全要求的检验项目，以确保检验结果的准确性和安全性，降低结果互认导致的潜在医疗风险、医患矛盾和法律风险。

二、基于同质化推进项目的互认

近年来，为深化医疗卫生改革，切实减轻人们就医负担，持续改善医疗服务质量，我国多地卫生主管部门发文推进微生物学检验结果互认共享。由于各地具体规定的内容不尽相同，因此本节仅列举国家卫生健康委员会、上海市和浙江省推荐的微生物同质化与互认项目，以供参考。

2019年，国家卫生健康委员会推进医疗机构临床检验结果互认，其中临床微生物检测涉及7项，包括细菌涂片检测、真菌涂片检测、结核分枝杆菌涂片检测、细菌鉴定（常见需氧菌）、耐甲氧西林葡萄球菌（methicillin resistant staphylococcus，MRSA）检测、血液或相关体液培养、肠道病原菌培养及鉴定。

上海市卫生健康委员会等有关部门联合发布《关于印发上海市进一步规范医疗行为促进合理医

疗检查的实施方案的通知》（沪卫医〔2021〕62号），规定微生物互认项目包括病毒培养与鉴定、细菌鉴定与分型、结核菌痰涂片检查、涂片抗酸染色镜检抗酸杆菌（集菌法）、涂片荧光染色镜检抗酸杆菌（非集菌法）、浓缩集菌涂片荧光染色镜检抗酸杆菌（集菌法）、MRSA筛查/确认、耐万古霉素肠球菌检测。

浙江省卫生健康委员会等有关部门联合发布《关于全面推进医疗机构间医学影像检查资料和医学检验结果互认共享工作的实施意见》（浙卫发〔2021〕33号），规定微生物互认项目包括细菌涂片检查、结核分枝杆菌涂片检查、耐甲氧西林葡萄球菌检测、一般细菌培养及鉴定、尿培养加菌落计数、霍乱弧菌培养及鉴定、O157大肠埃希菌培养及鉴定、真菌涂片检查。

第三节 临床微生物学同质化项目的具体要求

实现检验结果同质化是为了方便患者就医，前提是必须保证检验结果的可靠性，保证医疗质量。各医疗机构的医学实验室条件、技术人员水平、检验试剂、检验方法等都存在差异，为保证检验结果的可靠性，实现检验项目同质化，各医疗机构应对检验前、检验中和检验后的各个过程进行严格管理。

一、质量管理体系同质化

临床微生物学质量管理体系同质化是指在临床微生物学检验中，不同医疗机构之间采用相同的检验方法、检验结果判定标准及质量控制体系，以保障检验结果的准确性、稳定性和可比性。具体措施包括以下几方面。

（一）文件体系和信息化建设

通过临床微生物实验室文件体系和信息化建设，可以提高实验室管理的规范性、信息化和智能化，降低实验室管理成本和人工操作风险，提高工作效率和质量。具体举措包括以下方面。

1. 统一技术标准 采用统一的技术标准和检验方法，确保检验结果的可比性。

2. 建立质量控制体系 建立质量控制体系，包括内部质量控制和外部质量控制，监测检验结果的准确性和稳定性。

3. 制订标准化操作规程 为不同医疗机构提供相同的操作规程，确保检验过程中各个环节的一致性。

4. 建立信息化管理系统 建立信息化管理系统，实现检验结果的电子化传输和管理，提高检验结果的准确性和可追溯性。

（二）人员管理

临床微生物实验室人员管理对实现同质化非常重要，主要体现在以下几个方面。

1. 人员资质 包括：①临床微生物实验室负责人至少应具有中级技术职称，医学检验专业背景，或相关专业背景经过医学检验培训，3年以上临床微生物检验工作经验；②微生物检验报告授权签字人应具有中级及以上专业技术职称，从事申请认可授权签字领域专业技术工作至少3年；③有颜色视觉障碍者不应从事涉及辨色的微生物学检验。

2. 人员培训 微生物检验是一项较为复杂的工作，应加强对人员的培训和教育，提高其在质量管理、质量控制方面的意识和能力。培训内容包括相关专业知识、实验室制订的微生物检验涉及的所有文件以及生物安全知识等。实验室应制订人员培训和继续教育计划，包括常规微生物检验、无菌操作、生物防护、生物安全柜维护等知识的专门培训，掌握相关知识和专业技能。每年还应参加外部单位组织的培训，学习新技术、新方法，开阔眼界，拓展思路。

3. 能力评估 微生物实验室要建立考核和评价制度，对实验室工作人员的工作进行定期考核和评价，发现问题及时纠正，提高工作效率和质量。实验室可通过内部质量控制、质量管理或室间比对等方式，评估微生物检测人员的能力和确认其资质。

4. 人员比对 微生物实验室应制订人员比对程序，规定由多个人员进行的手工检验项目比对的方法和判断标准，至少包括显微镜检查、培养结果判读、抑菌圈测量、结果报告。比对频率为至少每6个月1次，每次至少5份临床样本，并保留相关记录。

（三）设备管理

临床微生物实验室设备管理是指对所使用的设备进行配置、验收、维护、记录等操作，确保设备正常运行，使检验结果准确、可靠。具体包括以下内容。

1. 设备配置 微生物实验室设备配置可参照以下要求：①生物安全柜的类型和安装应与开展工作的要求相匹配；培养箱的数量和种类应满足微生物检验需要；开展无菌体液的显微镜检查时应配备细胞离心机。②根据工作需要，可配置自动化鉴定仪、血培养仪、质谱仪、浊度仪、压力灭菌器、超净工作台、游标卡尺、温度计、移液器、微量滴定管或自动分配器等。

2. 设备的验收与验证 微生物实验室在购置设备时，要根据实验室的检测需求、检测标准及质量要求等选择合适的设备，并在验收时进行全面检查，确保设备符合技术标准和质量要求。在设备常规应用前，应由医学实验室对未加修改而使用的已确认的检验程序进行独立验证和对检验结果进行确认。医学实验室应获得制造商或方法开发者的信息，以确定检验程序的性能特征。医学实验室进行的独立验证，应通过获取客观证据证实检验程序的性能与其声明相符。所证实的检验程序的性能指标应与检验结果的预期用途相关。

（1）显微镜检查的性能验证：显微镜检查程序包括涂片制备、染色镜检和结果报告过程。医学实验室在开展各种类型显微镜检查（如革兰氏染色、抗酸染色、墨汁染色等）前应对本实验室使用的检验程序进行验证，并由经培训有涂片镜检能力的医学实验室人员操作。检查方法有人工染片法和自动化染片法两种。所有样本及其盛放容器均应视作有传染性物质处理，并严格按照医学实验室生物安全要求操作。每项检查应使用至少5份样本进行验证，覆盖全部样本类型，无菌样本类型包含阴性和阳性结果。医学实验室应优先使用已知结果的留样样本，结果不可获取时可采用模拟样本进行实验。每项检查验证结果符合率 ≥ 80% 为合格。

（2）血培养的性能验证：临床微生物实验室血培养系统性能验证的主要目的是评估系统使用的培养基能否用于培养临床常见微生物（包括酵母菌、厌氧菌、苛养菌等），以及血培养仪器能否及时检测出血液中的病原菌。

血培养的性能验证应覆盖临床常见微生物：①需氧血培养瓶验证菌株应包括需氧/兼性厌氧革兰氏阳性菌、需氧/兼性厌氧革兰氏阴性菌、苛养菌（如流感嗜血杆菌、肺炎链球菌等）和真菌。②厌氧血培养瓶验证菌株应包括兼性厌氧革兰氏阳性菌、兼性厌氧革兰氏阴性菌、专性厌氧菌。③其他特殊用途血培养瓶可参照厂家要求选择合适类型菌株进行验证。验证过程中，每种类型的菌株应至少1株，总体不少于15株。应尽可能使用真实患者的临床分离菌株。对于特殊菌株、苛养菌可使用标准菌株或质控菌株。某些特殊菌株需要在培养瓶中加入无菌、未使用抗生素的厂家推荐的血液样本，若不加则可能不生长，如流感嗜血杆菌。

（3）微生物鉴定和药敏系统的性能验证：应按优先顺序依次选择标准菌株、质控菌株或其他已知菌株对微生物鉴定系统进行符合性验证。

微生物鉴定系统验证包括传统生化鉴定系统、质谱鉴定系统、分子生物学鉴定系统等验证。验证应覆盖医学实验室使用的全部卡片种类和方法。一些大型医院，其患病人群更为复杂，微生物种类更为丰富，这类医院应对更多的菌株进行评估。对于特定地区和机构，考虑到特殊样本不易获取等因素，在验证菌株的选择上可做适当调整。

标准/质控菌株符合率应为100%，临床菌株的符合率应在90%以上。若未能满足要求，则该检测系统不能通过验证或者制造商和/或使用者须采取修正措施。修正后的检测系统应再次进行验证。

药敏系统的验证应参考医学实验室标准研究所（clinical laboratory standards institute，CLSI）细菌、真菌相关药敏试验操作及判断标准，选择药敏质控标准菌株和药物。连续检测 20～30d，每一组药物/细菌的抑菌圈直径或最低抑菌浓度（minimal inhibitory concentration，MIC）超出参考范围的频率应不超过 1/20 或 3/30；也可采用替代质控方案，即连续检测 5d，每天对每一组药物/细菌重复测定 3 次，每次单独制备接种物，15 个数据中超出参考范围（抑菌圈直径或 MIC）的结果应不超过 1 个，若失控结果为 2～3 个，则如前述，再进行连续检测 5d，每天重复实验 3 次，30 个数据中失控结果应不超过 3 个。

3. 设备校准　医学实验室管理者应制订设备校准计划，用于定期监测并证实设备处于正常功能状态。该计划应严格按照国家、行业要求制订并做好记录。建议如下：①鉴定仪、药敏仪、血培养仪的校准应满足制造商的要求；②每 6 个月进行检定或校准的设备应包括浊度仪；③每 12 个月进行检定或校准的设备应包括生物安全柜、CO_2 培养箱、细胞离心机、压力灭菌器、游标卡尺、普通培养箱、温度计、移液器、微量滴定管或自动分配器；④保存仪器功能监测记录的设备宜包括温度依赖设施（冰箱、培养箱、水浴箱、加热块等每日记录温度）、CO_2 培养箱（每日记录 CO_2 浓度和培养箱温度）、超净工作台（定期做无菌试验）、压力灭菌器（每个灭菌包外贴化学指示胶带、内置化学指示卡，定期进行生物监测）。

4. 设备维护与维修　微生物实验室要定期对设备进行保养和维护，包括清洁、校准、维修等，确保设备正常运行，以提高检验结果的准确性和稳定性。实验室应有设备维护与维修程序，制订预防性维护计划并记录的设备至少应包括生物安全柜、CO_2 培养箱、鉴定仪、血培养仪、压力灭菌器、超净工作台、显微镜和离心机。

如果设备故障影响了方法学性能，如自动化药敏仪的光学系统故障，在设备修复、校准后，微生物实验室应通过检测质控菌株或已知结果样本的方式对设备进行性能验证。

5. 不同检测系统间的比对　微生物实验室使用 2 套及以上检测系统对同一项目进行检测时，应有比对数据表明其检测结果的一致性。相同的定性检验项目采用不同的检测系统进行检测时，每年至少进行一次比对实验。相同的定量检测项目采用不同的检测系统检测时，每 6 个月至少做一批样本比对实验。微生物实验室应按规定保存比对记录。

6. 设备使用培训　要对微生物实验室工作人员进行设备使用培训，提高其对设备的操作技能和维护能力，降低设备使用风险和故障率。

7. 设备管理记录　要建立设备管理记录，记录设备的购置、验收、保养维护、维修等情况，以便跟踪设备的使用情况和问题。

8. 设备更新升级　要根据微生物实验室检测需求和技术发展趋势，及时更新和升级设备，以提高检测效率和准确性。

（四）试剂和耗材的质量控制

医学实验室所用试剂都应标明名称、浓度、储存条件、有效期等。若试剂启封，改变了有效期和储存条件，必须重新记录新的有效期，如药敏纸片启封后，有效期为 1 周。

新批号及每一货次试剂和耗材使用前，需通过新旧批号平行实验或常规质控等方法进行验证，并记录。微生物检测常用试剂及耗材的质量控制建议如下。

（1）新批号及每一货次的自制培养基或新进商品培养基，不但要有良好的外观（平滑、水分适宜、无污染、适当的颜色和厚度），还能用于检测相应的性能，包括无菌试验、生长试验、生长抑制试验（适用时）、生化反应（适用时）等，应以质控菌株进行验证。无菌试验时，抽取培养基数量在 100 块以内时随机抽取 5%，抽取培养基数量在 100 块以上时可随机抽取 10 块进行无菌试验。

（2）新批号及每一货次试剂和耗材，如吲哚试剂、杆菌肽等使用阴性和阳性质控菌进行验证。对使用中的染色剂（如革兰氏染色、特殊染色和荧光染色），至少每周用已知阳性和阴性的质控菌株检测。若检测频率小于每周 1 次则实验当日进行质量控制。对于自配的染色液，应将整个的配制过程形成记录并保存。对于商品化染色液，应向生产商索取染色液鉴定的质量保证书。凝固酶、过氧化氢酶、氧化酶、β- 内酰胺酶检测当日应做阴性和阳性质量控制。optochin 纸片、杆菌肽、头孢菌素试剂的 β- 内酰胺酶检测可遵循制造商的建议，每周做一次阴性和阳性质量控制。

（3）新批号及每一货次的药敏试验纸片使用前用标准菌株进行验证。

（4）新批号及每一货次的染色剂（如革兰氏染色）使用已知阳性和阴性（适用时）的质控菌株进行验证。

（5）新批号及每一货次的直接抗原检测试剂（无论是否含内质控）使用阴性和阳性外质控进行验证。

（五）环境监测

微生物实验室的建设、总体布局和设施应能满足检验工作的需要，并以能获得可靠的检测结果为重要依据，且符合所开展微生物检测活动生物安全等级的要求。凡是涉及《人间传染的病原微生物名录》规定的生物危害第三、四类的致病微生物或少量第二类致病微生物（仅为样本检测）的实验室，列为二级病原微生物实验室（BSL-2），其应符合《实验室生物安全通用要求》（GB 19489—2008）和《病原微生物实验室生物安全通用准则》（WS 233—2017）中关于二级生物安全实验室的相关标准和要求，并进行备案。

应制订有关影响检测结果或涉及生物安全的设施和环境条件技术要求的文件。医学实验室内照明宜充足，避免阳光直射及反射，如可能，可在室内不同区域设置照明控制以满足实验需要。应有可靠的电力供应和应急照明。对需要在洁净条件下工作的区域，医学实验室应能有效地监控和记录环境条件。当条件不满足检测方法要求或者可能影响检测结果时，应停止检测；对需要使用的无菌器具和器皿应能正确实施灭菌，无菌器具和器皿应有明显标识，以与非无菌器具和器皿区别；应定期使用生物指示物检查灭菌设备的效果并记录，指示物应放在不易达到灭菌要求的部位，日常监控可以采用物理或化学的方式进行。

医学实验室总体布局应减少和避免潜在的污染和生物危害，即医学实验室布局设计宜遵循"单方向工作流程"原则，防止潜在的交叉污染。医学实验室与休息区、办公区应有相应的物理隔断，确保医学实验室和休息区、办公区无交叉污染。医学实验室应配备满足要求的生物安全柜，并做好防护。检测样本中的霉菌时，要有适当的措施控制孢子在空气中的扩散。不同的功能区域应有明显标识。微生物实验室应正确使用生物危害标识。医学实验室应对授权进入的人员采取严格控制。应依据所用分析设备及实验过程的要求，制订环境温、湿度控制要求并记录。应有温、湿度失控时的处理措施并记录。

二、检验报告同质化

在保证检测结果准确可靠的同时，为了方便不同医疗机构的临床医生读取微生物检测报告单，同质化组织机构应该设定统一的报告格式和报告内容。

（一）报告格式

组织结构设置报告模板，提供给参与机构，并授权通过评审的参与机构在报告单右上角标注"HR"的标志。参加的质控级别不同，互认的地区也不相同，标记也应做相应区分，满足国家级质量评价指标的，则标注"全国HR"，满足地方级质量评价指标的，则做相应标注，如"京津冀鲁HR""上海HR"等。未达到同质化要求的机构，未经授权，不得标注同质化标志。不同医疗机构的临床医生，对带有"HR"标志的检测报告，且满足同质化条件的，非必要条件下无须重复检测。

涂片、培养鉴定和药敏试验同时出现在报告单上时，建议先写涂片、培养鉴定结果，再写药敏试验结果。应注意结果的准确性和完整性。药物敏感试验按照"抗菌药物 – 折点 – 方法学 – 结果解释"顺序排列报告内容。

（二）报告内容

组织机构应对临床微生物检测报告的内容做出相应规定，特别是细菌鉴定与药敏试验检测报告。

药敏试验检测报告单应包括以下信息：患者信息（姓名、年龄、性别、病历号等）、临床信息（科室、临床诊断、样本类型等）、医学实验室信息（样本采集时间、送检时间、接收时间和审核报告时间、操作人和审核人双签名）、细菌鉴定结果、抗菌药物、折点、方法学、结果解释等。

细菌名称应规范化，药物名称应使用规范的化学通用名称，禁止使用商品名。建议在检验报告中将同一类药物不同品种集中排列在一起。

组织机构应对同质化的参与机构所检测的抗菌药物予以规定，应以规范和指南为基础，结合当地病原谱特征、药物代表性，针对不同菌种设置必须检测的抗生素种类。各参与机构可根据临床需求和自身实验室条件来增加抗生素种类，但不能减少组织机构规定的抗生素种类。少见和矛盾耐药表型需要进行确认并建议在报告中明确标注特殊耐药表型，如MRSA、耐碳青霉烯类肠杆菌、耐万古霉素肠球菌等。

三、室间质量评价符合要求

同质化检验项目应当参加室间质评。室间质评由参与机构在规定时间内向组织结构提出申请，部分检测项目没有室间质评的，需进行医学实验室间的比对。

满足国家级质量评价指标，并参加国家级质量评价合格的检查检验项目，同质化范围为全国。

满足地方质量评价指标，并参加地方质控组织质量评价合格的检查检验项目，同质化范围为该质控组织所对应的地区。不同地区通过签署协议，共同开展检查检验同质化工作的，应当由有关地区卫生健康主管部门共同组建或者指定质控组织开展相关工作。参加相关质量评价并合格的，同质化范围为协议地区。

室间质评样本应由微生物检验人员按照常规方法与临床样本同时检测，不得另选检测系统，更不得送去外部实验机构检测，保证结果真实性。医学实验室负责人和样本的检测人员应在室间质评组织者提供的工作表上签字，保证室间质评的样本与常规样本处理方式相同，并在规定的时间内上报检测结果。

医学实验室在进行室间质评样本检测时，应将准备、方法、检测、审核的每一步都形成文件记录并保存至少 6 年。室间质评某一项检测结果符合率达到 80% 以上为合格，参与机构的同质化项目须为合格；如不合格，暂时取消该项目同质化的资格，参与机构通过查找原因，对相关人员培训或纠正导致失败的原因后，达到组织机构要求才能重新加入同质化体系。

四、室内质量控制符合要求

微生物实验室应储存与诊断相配套的质控品，用于室内质量控制。药敏试验用标准菌株的种类和数量应满足工作要求，保存其来源、传代等记录，并有证据证明其性能满足要求。

使用中的染色液，应每周用已知阳性或阴性的质控菌株或购买的质控片检测。若检测频率小于每周 1 次，则实验当日进行一次质量控制。分枝杆菌抗酸染色、真菌直接染色时，应在实验当日用适当的阴性和阳性质控品验证。荧光染色时，每次实验用阴性和阳性质控品验证。凝固酶、过氧化氢酶、氧化酶、β - 内酰胺酶检测时，当日用阴性和阳性质控品验证。Optochin 纸片、杆菌肽、商业头孢菌素试剂的 β - 内酰胺酶检测，可遵循制造商的建议，每周做一次阴性和阳性质量控制。诊断性抗血清试剂检测，当日至少应做多价血清阴性和阳性质控。定性实验试剂每次检测时应至少包括阳性和阴性质控菌株。直接抗原检测试剂若含内质控，每一新批号需进行阳性和阴性外质控并记录；不含内质控的直接抗原检测试剂，实验当日应进行阳性和阴性质控并记录。

厌氧菌检测时，应以有效的方法检测厌氧培养环境，如以亚甲蓝试条、厌氧菌或适当的程序检测厌氧系统的厌氧条件。

病毒连续细胞传代时，应定期监测支原体污染（宜监测阴性未传代的质控株而不是培养支原体），应监测用于细胞生长培养液的动物血清的细胞毒性，应具备相应的细胞株用于病毒培养。

实验室采用的抗菌药物敏感试验方法应每周使用标准菌株进行质控。若检测频率小于每周 1 次，则每个检测日应进行质控。采用自动或半自动仪器检测 MIC 时，药敏试验质控应每月 1 次。

质谱鉴定系统应选用尽可能接近临床待测菌株的质控品，按优先顺序依次为标准菌株、质控菌株和其他已知菌株，应覆盖质谱鉴定系统所涉及的全部菌株种类，包括革兰氏阳性和革兰氏阴性非苛养菌、苛养菌、厌氧菌、念珠菌、隐球菌等。每种类型应至少 1 株，总体不少于 5 株。每月至少使用质控菌株做质控 1 次。用质谱技术鉴定丝状真菌的医学实验室质控菌株还应包括丝状真菌，每个工作日至少使用 BTS 标准液在靶板点样 1 次。医学实验室应保留每次质控菌株的鉴定图谱和原始记录。

五、室间比对符合要求

当组织机构没有相关检验项目的室间质评，并无法通过其他的机构获取该项目的室间质评时，

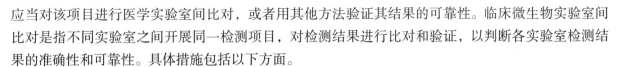

应当对该项目进行医学实验室间比对，或者用其他方法验证其结果的可靠性。临床微生物实验室间比对是指不同实验室之间开展同一检测项目，对检测结果进行比对和验证，以判断各实验室检测结果的准确性和可靠性。具体措施包括以下方面。

1．确定比对项目　根据实验室检测项目的特点和重要性，选择适当的比对项目和检测方法。

2．制订比对方案　制订比对方案，包括比对时间、比对方法、比对样本、比对标准等。

3．开展比对实验　按照比对方案，开展比对实验，并记录比对结果，评价各实验室检测结果的准确性和可靠性。

4．分析比对结果　临床微生物实验室应对比对结果进行分析，以便发现和解决问题，提高实验室检测结果的准确性和可靠性。

5．定期开展比对　临床微生物实验室应定期（如每6个月）开展室间比对，以保证实验室检测结果的一致性和可比性。

六、质量指标符合要求

临床微生物实验室应建立检验前、检验中和检验后全过程服务质量的指标，以监控和评估各个检验环节，提升医学实验室检验质量。各项指标及计算方法详见表5-1～表5-4。

表5-1　检验前质量指标

质量指标	计算方法
样本标签不符合率	标签不合格的样本数/样本总数×100%
样本类型错误率	样本类型错误的样本数/样本总数×100%
样本容器错误率	采集容器错误的样本数/样本总数×100%
样本量不正确率	量不足或过多的样本数/样本总数×100%
样本采集时机不正确率	采集时机不正确的样本数/样本总数×100%
血培养污染率	血培养污染的样本数/样本总数×100%
样本运输丢失率	丢失的样本数/样本总数×100%
样本运输时间不当率	运输时间不合理的样本数/样本总数×100%
样本运输温度不当率	运输温度不合理的样本数/样本总数×100%
抗凝样本凝集率	凝集的样本数/样本总数×100%
样本溶血率	溶血的样本数/样本总数×100%
检验前周转时间	样本采集到样本接收时间（min）中位数和第90位百分数（min）

表 5-2　检验中质量指标

质量指标	计算方法
分析设备故障数	每年分析设备故障导致的检验报告延迟的次数
LIS 故障数	每年 LIS 故障导致的检验报告延迟的次数
LIS 传输准确性验证符合率	LIS 传输准确性验证符合数 /LIS 传输总数 ×100%
室内质控项目开展率	开展的室内质控项目数 / 检验项目总数 ×100%
室内质控项目变异系数	室内质控项目变异系数值
室间质评覆盖率	参加室间质评的项目数 / 已有室间质评的项目数 ×100%
室间质评项目不合格率	每年参加室间质评不合格项目数 / 参加室间质评项目总数 ×100%
医学实验室比对率	医学实验室比对项目数 / 无室间质评项目数 ×100%

表 5-3　检验后质量指标

质量指标	计算方法
医学实验室内周转时间	样本接收到报告发送时间（min）中位数和第 90 位百分数（min）
检验报告错误率	医学实验室发出的不正确报告数 / 报告总数 ×100%
报告召回率	召回的报告数 / 报告总数 ×100%
危急值通报率	已通报的危急值数 / 需要通报的危急值数 ×100%

表 5-4　支持过程质量指标

质量指标	计算方法
医护满意度	医护对医学实验室服务满意的人数 / 调查人员总数 ×100%
患者满意度	患者对医学实验室服务满意的人数 / 调查人员总数 ×100%
医学实验室投诉数	医学实验室接到的投诉数

通过质量指标的连续监测，医学实验室可以通过数据的纵向比较，发现检验全过程存在的潜在危险因素，以便采取补救措施，并制订纠正或预防措施。此外，临床微生物实验室应参加监管部门开展的质量指标的外部评价，通过同行比较数据，评价和定位自身医学实验室的服务质量水平。

第四节　临床微生物学检验结果同质化的实施方案

检验结果同质化有两种形式，一种是针对一些对人员和医学实验室条件要求不高，易于开展且检测量较大的项目，可以通过加强监督管理，保证结果可靠，达到同质化的要求；另一种是针对一

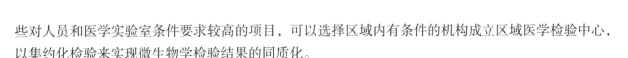

些对人员和医学实验室条件要求较高的项目，可以选择区域内有条件的机构成立区域医学检验中心，以集约化检验来实现微生物学检验结果的同质化。

一、不同机构检验结果同质化

按国家或地方政府规定的医疗机构（以下简称参与机构）都应该参加同质化的组织工作，规定以外的机构（以下简称申请机构）也可以申请加入。同质化的组织单位负责对参与机构进行审核和监督，保证新成员各检测结果能达到同质化的要求，同时对参与机构不符合的项目提出整改要求，保障检测结果的可靠性。组织机构授权通过评审的机构，其检验报告上应标记相应的同质化标识。有条件的地区可在同质化机构之间建立互通的网络系统，各医学实验室的质控数据可上传，做到实时监控，患者在不同机构就诊时系统可主动提示符合条件的同质化项目。

（一）首次评审

参与机构直接纳入同质化管理体系，无须进行申请，但须经过组织机构评审。评审内容涵盖国家和地方政府规定的全部检验项目以及其他有关标准。申请机构有意向加入同质化体系，需向组织机构提出申请，申请范围可以是国家和地方政府规定的全部项目，也可以是部分项目。由于 CNAS 对检验机构的审核监督体系较为完善，因此通过 ISO 15189 审查的机构，检验质量是有保证的，如相关项目在认证有效期内，该项目可直接纳入同质化体系。

其他申请机构若要得到组织机构的同质化认可，应先按组织机构的要求建立医学实验室管理体系，并有效运行；向组织结构提出加入申请，并提交相应材料。组织机构对提交材料进行审查，并将所发现的与同质化认可条件不符合之处及时告知申请机构。申请机构应在 1 个月内对提出的问题予以澄清或采取处理措施，2 个月内提交整改资料，经组织机构审查满足要求且审核通过后，组织机构受理申请，并会安排对其进行全面审查评估，如仍不能满足要求，组织机构拒绝受理申请。组织机构依据同质化认可准则、规则、要求，医学实验室管理体系文件及有关技术标准对参与机构或申请机构的技术能力和质量管理活动进行现场评审。现场评审应覆盖申请范围所涉及的所有活动及相关场所。一般情况下，现场评审的过程包括首次会议、现场参观（需要时）、现场取证、沟通评审情况、末次会议。

组织结构应在现场评审末次会议上，将现场评审结果反馈给参与机构或申请机构。对于评审中发现的不符合项，申请机构应及时分析原因，并实施纠正。组织机构应对纠正或纠正措施的有效性进行验证。对于参与机构，如果评审中的不符合项目通过整改之后仍不能满足要求，组织机构对其进行相应的处罚，将参与机构的该项目从同质化体系中剔除。对于申请机构，如果评审中存在不符合项目，通过整改之后仍不能满足要求，组织机构拒绝其加入同质化体系。参与机构或申请机构的相关检验项目通过评审后，组织机构应明确其同质化项目的清单，并授权其报告单上加注同质化的相关标识。

参与机构获得同质化认可后，如果是国家或地方政府规定要增加新的同质化项目，参与机构不需要提交申请，但是要经过组织机构的同质化认可。参与机构也可根据自身业务的需要，随时提出扩大同质化认可范围的申请，申请程序和受理要求与初次申请相同，但在填写同质化认可申请书时，可仅填写扩大同质化认可范围的内容。参与机构扩大同质化认可范围应该是有计划的活动，要对拟扩大的范围进行充分的验证并确认满足要求后，再提交扩大同质化认可范围申请。参与机构获得同质化认可后，有可能会发生医学实验室名称、地址、组织机构、技术能力（如主要人员、同质化认可方法、设备、环境等）等变化的情况，这些变化均要及时通报组织机构。发生变更后，参与机构要对变更后是否持续满足组织机构的同质化认可要求进行确认并提交相关文件。组织机构应对更新的项目或条件进行评估确认，根据评估结果增加或撤销该机构相关的同质化项目。

（二）定期监督

监督评审的目的是证实参与机构的同质化检验项目持续符合同质化要求。参与机构均须接受组织机构和有关部门监督评审。监督评审中如发现参与机构不能持续符合同质化认可条件，组织机构应要求其限期实施纠正，需要时采取纠正措施，情况严重的可立即予以暂停、缩小同质化认可范围或撤销同质化认可，取消相关项目的同质化授权。

对于初次获准同质化认可的医学实验室，应在同质化认可批准后的 12 个月内接受组织机构安排的定期监督评审。定期监督评审的重点是核查参与机构管理体系的维持情况及遵守同质化认可规定的情况。对于多场所的参与机构，定期监督评审应对所有场所进行监督检查。对于同时获得检测、校准和鉴定能力同质化认可的机构，定期监督评审应同时覆盖检测领域、校准领域和鉴定领域。

二、检验结果同质化的反馈与改进

检验结果的同质化目前正在逐步推进，很多方面尚不成熟。在诊疗过程中临床医生和患者会遇到某些问题或有更好的建议，机构与机构之间沟通也可能存在问题。对于临床医生、患者和其他机构提出的建议或投诉，医学实验室要及时受理和解决。针对建议或投诉制订有效的措施，解决同质化过程中遇到的问题，有助于同质化的进一步发展。

第五节　临床微生物学检验结果同质化的风险管理

疾病诊疗是一个较为复杂的过程，在不同的时期和不同的医疗机构，检验和诊断的结果可能存在差异性。临床微生物实验室检测应该严格按照同质化的要求制订各项检测的操作规程，并严格按照规程进行操作，还应加强与临床之间的沟通，并评估检验全过程中可能存在的问题对检验结果同质化的影响，采取措施以降低或消除影响检验结果同质化的风险因素。

一、检验前过程同质化的风险管理

微生物的很多检测项目针对的是活菌，但是部分细菌生存条件苛刻（如厌氧菌），样本采集或运送过程中操作不当，会造成样本处理之前目标菌失去活性，从而造成假阴性。人体很多部位存在正常菌群，采样不当也会造成样本污染，从而造成错报。因此医学实验室应制订样本采集和转运手册，规范临床样本采集和转运的过程（对于某些疑难目标菌可以去床旁采样直接接种），拒收不合格样本，最大限度地减少检验前过程引起的风险，这是微生物检测结果同质化的重要一步。

1. 临床微生物检验项目的申请　医学实验室应建立临床微生物检验项目的申请程序。

2. 临床微生物检验项目的选择

（1）无菌体液、组织、痰、支气管肺泡灌洗液（bronchoalveolar lavage fluid，BALF）、尿液和脓液等样本：宜同时选择样本直接涂片染色镜检和培养。

（2）怀疑隐球菌感染的脑脊液样本：宜同时选择墨汁染色、隐球菌荚膜多糖抗原检验和隐球菌培养。

（3）怀疑分枝杆菌感染的样本：宜同时选择抗酸染色、分枝杆菌培养和分枝杆菌核酸检验。

（4）怀疑厌氧菌感染的样本：宜同时选择革兰氏染色和厌氧培养，不能排除需氧菌时，宜同时做需氧培养。

（5）怀疑诺卡菌感染的样本：宜同时选择革兰氏染色、弱抗酸染色和培养。

（6）怀疑侵袭性真菌感染的样本：宜同时选择 10% 氢氧化钾压片、真菌培养和真菌抗原检验。另可进行乳酸酚棉蓝染色或荧光染色等。

3．样本选择 医学实验室应制订临床微生物检验样本采集手册。该手册应详细描述感染性疾病病原体检验的样本类型和临床适应证，病原体应包括（但不限于）病毒、细菌和真菌。选择样本类型时需考虑感染症状、患者免疫状态、患者疾病严重程度、接受有创检查的风险、可疑病原体的特性和播散能力、受累的器官及感染部位等多方面因素。样本采集手册宜对特殊菌的培养要求予以说明，以保证医护人员对采集的样本进行明确标识。适合 / 不适合进行普通细菌、厌氧菌检验的样本类型见表 5-5、表 5-6。

表 5-5 特定解剖部位中适合 / 不适合普通细菌培养的样本类型

解剖部位	适合普通细菌培养的样本	不适合普通细菌培养的样本
下呼吸道	痰、BALF、保护性毛刷、气管内抽吸物	唾液、口咽分泌物、鼻咽部窦内引流物
泌尿道	中段尿液、直接导尿液、耻骨上膀胱穿刺尿液、膀胱镜检或其他手术过程中采集的尿液、婴幼儿的尿袋尿液	导尿管收集袋中的尿液、导尿管管尖
浅表伤口	脓抽吸物、真皮下的脓拭子	表面拭子或被表面物污染的样本
深部伤口	脓液、坏死组织或从深部取的组织	被表面物污染的样本
胃肠道	新鲜粪便、内窥镜镜检时采集的排泄物、直肠拭子（特定情况下）	—
静脉血	抗微生物药物使用前从不同静脉穿刺点采集 2～4 套血样本	凝固的血液
溃疡或压疮	组织、抽吸物	被表面物污染的样本

表 5-6 适合或不适合厌氧菌培养的样本类型

适合厌氧菌培养的样本	不适合厌氧菌培养的样本
抽取物（用注射器）、支气管镜保护性毛刷	痰、BALF、气管内抽吸物、气管切口分泌物
鼻窦（抽取）	鼻咽拭子、鼻窦冲洗液
尿液（耻骨上穿刺膀胱尿液）	自然排出或从导管排出的尿液
后穹隆穿刺液、输卵管液或组织（抽吸 / 活检样本）、胎盘组织（通过剖宫产手术采集）、宫内节育器（针对放线菌属）、前庭大腺分泌物	会阴拭子、宫颈分泌物、恶露、阴道或外阴分泌物、前列腺液或精液、尿道分泌物

续表

适合厌氧菌培养的样本	不适合厌氧菌培养的样本
培养艰难梭菌的粪便样本	直肠拭子
血液、骨髓、术中抽取物或组织	
眼部样本［泪道 / 结膜等结石、房水、前房液（穿刺）］、玻璃体洗液（术中采集）	

4. 样本采集　微生物样本的采集应注意以下几点。

（1）在抗微生物药物治疗之前或起始治疗后立即采集样本，治疗中为评估治疗效果或治疗后为评估结局可进行相同采样。

（2）应当尽快在疾病初发时采集首份样本。

（3）需避免感染部位周围皮肤或黏膜定植菌群的污染。

（4）对于多种细菌定植的部位，宜选择适当方法检验特定的病原菌，并防止非致病定植菌群的污染。

（5）检验呼吸道病毒宜采用植绒拭子法进行鼻咽样本的采集。

（6）普通拭子样本不宜用于厌氧菌培养。

（7）除了血液样本外，其他样本进行厌氧培养前均应进行革兰氏染色（粪便艰难梭菌培养除外）。

（8）无菌体液（如胸腔积液、滑膜液、心包液和脑脊液）宜放入无菌管或含抗凝剂（某些抗凝剂对一些细菌有抑制作用，如果使用，则需告知临床医生使用抗凝剂的影响）的无菌管送检，也可注入一定量（最好 10mL）的样本到血培养瓶中进行增菌培养；怀疑细菌或真菌感染时，除了血液样本之外，所有无菌体液样本均宜进行革兰氏染色镜检。

（9）对于外科手术样本，宜送液体或组织做涂片及培养，拭子样本仅用于特殊情况。

（10）血培养样本宜在患者寒战或发热初期采集，采集静脉血时，应先采集血培养样本，再采集其他检验样本。

（11）导尿管收集袋中的尿液和导尿管管尖的尿液属于不合格样本，不适合做微生物培养。

（12）真菌培养时，宜采集深部样本或组织样本进行培养。

（13）做病毒血清学检验时，宜根据不同病毒选择不同的采集时间和抗体类型。发病早期通常检验病毒特异性的 IgM 抗体；而对恢复期患者，在疾病急性发作和发作后间隔 2～4 周采集双份血清，检验 IgG 抗体。

（14）特殊情况下（如怀疑厌氧菌感染时）可以考虑床旁采样。

（15）样本采集须符合生物安全规定和样本保存条件。

常规细菌学检验，样本量至少送检 0.5mL 或者 0.5g（除外特殊样本）。当送检样本体积不足时，应与临床沟通，并根据医嘱选择优先检验项目。脑脊液样本量通常送检 2～5mL；胸腔积液和腹腔积液送检 10mL；BALF 送检 10～20mL（≥5mL）；脓液送检 2～5mL；羊水、胆汁、关节穿刺液、心包液、滑膜液送检大于 1mL；腹透液送检 50mL；眼前房液送检大于 0.1mL，玻璃体洗液送检大于 1mL。

如在样本采集过程中由于某种原因难以采集到合格的样本，应在送检时备注说明，如患者就诊前已经自行服用抗生素、新生儿尿液留取困难等。

5. 样本转运　样本采集手册应明确说明某些检验项目的特殊转运方法，以保证医护人员、样本运送人员在样本转运之前获得有关样本转运的准确信息。样本的转运应由经过培训的专人负责。

使用气动传输方式运送样本时，提前确认剧烈振荡、温度等因素对检验结果产生的影响。样本采集后，应减少运送环节，在规定时间内运达医学实验室，并尽可能缩短转运时间。

医学实验室间转运样本时，应按照国家有关生物安全标准标识、包装样本，运送过程符合生物安全规范的要求。运送者应接受培训，经考核合格后方可上岗，运送期间配备必要的保护屏障。对于高致病性病原微生物样本的转运，实验室应按照《可感染人类的高致病性病原微生物菌（毒）种或样本运输管理规定》的要求执行。

6．样本接收　样本到达医学实验室后，记录接收时间，认真核对样本和检验申请单，及时处理送检样本，并尽快将所出现的问题通知相关科室。如果信息不全，医学实验室联系样本采集部门以获得缺失的信息。如果样本标记错误或无患者姓名，重新采集样本；当样本不能重新采集时，才允许对标记错误的样本进行重新标记；如果是重新标记的样本，在检验结果报告中明确标出；如果是归属错误，则不能重新标记。

7．样本拒收　样本送达医学实验室后，如发现标记错误或无患者姓名的样本，样本类型和申请检验项目不符的样本，容器破损的样本，容器表面严重污染的样本，采集部位、转运容器及转运条件不符合要求的样本应拒收。

微生物实验室应拒收质量评估不合格的样本，合格的样本需满足相应的质量要求，如痰（用于军团菌和分枝杆菌检查的样本除外），鳞状上皮细胞＜ 10 / 低倍视野。

样本拒收时应联系临床医生，向其解释拒收的原因并要求其重新采集样本。

医学实验室应明确规定哪些情况允许特殊处理不合格样本，规定处理过程中哪些步骤需要核实和记录，明确处理的负责人。经特殊处理的不合格样本的检验结果，应在检验结果报告中明确标出（如不合格因素、可能对结果造成的影响等）。微生物实验室检验样本的采集、转运和储存条件见表5-7。

表 5-7　微生物实验室检验样本的采集、转运和储存

样本类型	转运装置和 / 或最小体积	转运时间和温度	储存时间和温度	说明
脓液	拭子转运系统	≤ 2h，室温	≤ 24h，室温	开放性脓液：取病灶部位的底部和脓肿壁
	厌氧转运系统，≥ 1mL			封闭性脓液：避免表面物污染，减少与感染无关的定植菌的干扰
血液	血培养瓶：1 岁以下或体重低于 4kg 者，一次采血 0.5 ～ 1.5mL；1 ～ 6 岁儿童，按每年龄增加 1 岁，相应采血量增加 1mL 计算；体重在 15 ～ 40kg 儿童，每个部位采血 5 ～ 10mL；成人或体重在 40kg 以上者，每个部位采血 15 ～ 20mL	≤ 2h，室温	≤ 2h，室温或按产品说明书	—
骨髓	接种于血培养瓶	≤ 24h，室温	≤ 24h，室温	少量骨髓可直接接种在培养基上
脑脊液	无菌螺帽管，每管≥ 1mL	不要冷藏；≤ 15min，室温	≤ 24h，室温	应将采集的第 2 管脑脊液做病原微生物学检查
无菌体液	无菌螺帽管，10mL 或更多；或接种于血培养瓶	≤ 2h，室温	≤ 24h，室温	—
中耳部位采集的样本	无菌管、拭子转运培养基、厌氧系统	≤ 2h，室温	≤ 24h，室温	不宜送检喉或鼻咽部的拭子样本用于诊断中耳炎

续表

样本类型	转运装置和/或最小体积	转运时间和温度	储存时间和温度	说明
外耳道部位采集的样本	拭子转运系统	≤2h，室温	≤24h，2～8℃	旋转拭子应掌握好力度
眼结膜	直接接种在培养基或拭子转运	拭子，≤15min，室温；培养基，≤2h，室温	≤24h，室温	宜双侧同时分别采样
角膜刮片或角膜刮取物、玻璃体洗液、前房液	直接接种在培养基或无菌螺帽管	≤15min，室温	≤24h，室温	麻醉药对一些病原体有抑制作用，应避免使用
粪便	清洁、防漏的宽口容器	未防腐：≤1h，室温	≤24h，2～8℃	普通培养：住院超过3d或入院诊断不是胃肠炎的患者出现腹泻时，宜进行艰难梭菌检验
	无菌、防漏的宽口容器，>5mL	≤1h，室温；1～24h，2～8℃；>24h，-20℃或更低	培养或核酸扩增试验：2d，2～8℃；毒素检验：3d，2～8℃，或-70℃更久	艰难梭菌：-20℃或更低温度冷冻易使细胞毒素活性快速丧失
胃液	无菌、防漏容器	≤15min，室温或在采集1h内应用碳酸氢钠中和胃液	≤15min，2～8℃	用于检验分枝杆菌的样本，应立即处理，若转运时间>1h，应用碳酸氢钠中和
胃黏膜组织活检	含转运培养基的无菌管	≤1h，室温	≤24h，2～8℃	用于幽门螺杆菌检验
羊水、子宫内膜组织和分泌物、宫颈分泌物、尿道分泌物、阴道分泌物、前列腺液	厌氧转运系统，采集液体样本≥1mL	≤2h，室温	≤24h，室温	用拭子采集的样本不适于厌氧转运系统
	无菌拭子转运，以拭子拭取分泌物			
BALF、支气管毛刷或洗液、支气管吸引物	无菌容器，>1mL	≤2h，室温	≤24h，2～8℃	—
咳痰、吸痰、诱导痰	无菌容器，>1mL	≤2h，室温	≤24h，2～8℃	鳞状上皮细胞<10/低倍视野
肺组织	无菌螺帽容器，2mL，用无菌生理盐水保持组织湿润	≤15min，室温	≤24h，2～8℃	送检组织量尽可能多
中段尿液、导尿管尿液、膀胱穿刺尿液	无菌、宽口容器，采集尿液≥1mL	未防腐：≤2h，室温	≤24h，2～8℃	尿袋内尿液不可用于微生物培养
腹膜透析液	无菌容器，50mL；需氧和厌氧血培养瓶，5～10mL	≤2h，室温	6h，室温	若不能立即送检，接种的血培养瓶应置于37℃孵育

由于临床微生物学检验结果受采集时机、采集和运输方式影响较大，医学实验室应加强与临床的沟通，做好宣教工作。报告单应标注免责声明，如"该结果仅对该样本负责""该结果解释需结合临床""仅供参考"等。

二、检验中过程同质化的风险管理

目前，临床微生物检测与检验科其他项目相比自动化程度低，手工操作多，人为因素影响更大。因此微生物实验室检测结果的同质化除了做好仪器设备、相关试剂和环境的监控之外，还要规范日常实验操作，做好样本接种和培养基观察。

接种样本时，首先要选取正确的培养基。医学实验室应根据样本来源及可能存在的病原菌，选用适当的培养基。培养基的种类繁多，所含添加剂不同，所培养的目标菌也不一样，一些特殊样本还应进行增菌培养。医学实验室应参照标准，针对不同样本的培养基制订操作规程，并严格执行，以免造成目标菌漏检。其次就是规范操作。临床样本接种至培养基时，要严格执行无菌操作，一方面防止样本中的致病菌污染环境，造成院内感染；另一方面防止临床样本和培养基受到污染，从而分离出错误的病原菌，造成假阳性。临床样本接种时，还要针对不同的样本选择不同的接种方法，如平板分区划线、斜面接种、液体接种、穿刺接种、倾注平板等，尤其是平板分区划线，目标就是分离出单个菌落，便于观察菌落形态和分离进行纯培养，如果操作不当，分离不出单个菌落，分离时就可能混有杂菌，需要再次纯培养，从而影响检测时间。

观察培养后的培养基时，要选取正确的病原菌。血液、脑脊液为无菌体液，若排除污染只要有细菌生长即视为致病菌；而非无菌的样本，如痰液、粪便等，医学实验室人员应了解这些部位的正常菌群，观察培养基时应能正确排除正常菌群，选择正确的病原菌。漏选或错选都会直接影响检测结果。

因此，在保证设备和试剂稳定可靠的同时，更重要的是加强人员培训，以及加强与临床的沟通。通过培训，使操作人员熟练掌握不同部位的正常菌群，准确识别病原菌；通过与临床沟通，了解患者病情、采样情况，排除污染菌。

三、检验后过程同质化的风险管理

临床微生物检测结果报告应规范化，减少错误，还应加强与临床的沟通。

首先，鉴定报告规范化。例如，结核菌涂片检查的结果应报告抗酸杆菌阴性或阳性级别，而不能报告结核分枝杆菌阴性或阳性，因为非结核分枝杆菌、诺卡菌都是抗酸杆菌涂片阳性。结核分枝杆菌培养应报告"分枝杆菌培养阴性"或"分枝杆菌培养阳性"，不能报告"结核分枝杆菌培养阴性"或"结核分枝杆菌培养阳性"，到底是否为结核分枝杆菌需做进一步检测确定。此外，应与临床沟通，不能仅凭看到抗酸杆菌阳性或分枝杆菌培养阳性就确认患者为肺结核。

其次，抗菌药物选择规范化。组织机构应对同质化的参与机构所检测的抗菌药物予以规定，应以规范和指南为基础，结合当地病原谱特征、药物代表性，针对不同菌种设置需要检测的抗菌药物种类。天然耐药的抗菌药物不得报告，因为部分天然耐药体外实验敏感，但是临床治疗无效，如报告会误导临床用药。临床微生物实验室检测人员应熟知常见菌种的天然耐药，以供临床参考，减少不必要的错误。

再次，药敏试验的判断标准应至少采用CLSI近两年的折点，并在检验报告上标注。对于CLSI M100没有给出折点的药物，建议采用国内外专家共识、权威文献等进行判断。报告单应明确列出各类抗菌药物对待测菌种的药敏试验结果解释，包括"耐药（drug resistant，R）""中介（intermediary，I）""剂量依赖性敏感（susceptible-dose dependent，SDD）""敏感（sensitive response，S）"。当出现少见或罕见的耐药表型时，要选择合适的方法进行复核，由上级医学实验室或组织者进一步确认。

由于大部分微生物生长繁殖较为迅速，加之抗菌药物的使用，在治疗过程中微生物可能会产生耐药基因突变，使本来敏感的药物失去作用，因此药敏试验结果的同质化要注意时效性，并结合患者临床表现进行判断。

第六节　临床微生物学检验结果同质化临床实践

结核病是威胁人类健康的重大传染病。据世界卫生组织估算，2020 年全球结核潜伏感染人群数量接近 20 亿。我国 2020 年估算结核病新发病人数为 84.2 万，并且结核病的治疗管理难度较大，结核病医学实验室检验结果同质化日趋紧迫。

近年来，国家建立了由结核病防治机构、医疗机构和社区卫生服务中心组成的结核病控制服务体系，共同开展结核病的防治工作。国家还建立了结核病管理信息系统，患者按规定统一进行编号，对活动性肺结核患者实施国家统一化疗方案，对涂阳患者实施全程督导化疗，对涂阴患者实施强化期督导化疗。对于肺结核患者的实验室检测结果，除各医院发布外，还需上传至国家网络，不同地区之间均可查询，这在一定程度上推动了结核病检验结果的同质化与互认。

上海市在推进结核病防治规划方面，采取了多项措施。其中，着力推进结核病分级诊疗和综合防治服务模式试点工作，聚焦患者发现、转诊、诊治、随访管理等重要环节，推广新诊断技术的应用，缩短患者诊断时间，这些举措都能够有效提高结核病患者的诊治水平。此外，上海市在结核病实验室检测方面也加强了相关的质量控制，确保检测结果的准确性和可靠性。

为进一步做好结核病医学实验室检测工作，有效预防、控制结核病的传播和流行，上海市建立了结核病检测网络医学实验室。医学实验室由上海市疾病预防控制中心结核病检测实验室（以下简称中心实验室）、区域性结核病实验室、各级结核病定点医院实验室组成三级联动的结核病实验室网络体系。

中心实验室为省级参比医学实验室，负责全市结核病检测网络实验室管理工作、质量保证、新诊断技术验证与推广应用、培训与质控督导、结核病疫情监测和处置，以及医学实验室检测工作。区域性结核病实验室履行以下职责：开展本辖区及周边辖区结核病病原学检测（如涂片、培养、分子生物学检测）、耐药性监测、应急处置等工作。结核病定点医院实验室履行以下职责：开展本辖区结核病病原学检测（如涂片、培养、分子生物学检测）、耐药性监测、应急处置等工作。此外，还设立了市级结核病定点医院医学实验室，市级结核病定点医院医学实验室根据全市结核病防控工作需要，承担相应的公共卫生和临床检测服务。

各定点医院的结核病实验室的仪器统一采购或在范围内购置，试剂统一发放，中心实验室定期举行人员培训和工作总结会议。由于结核分枝杆菌的药敏试验要求较高，需在加强型生物安全二级医学实验室进行操作，不能满足条件的定点医院医学实验室，按规定将培养合格的菌株运送至中心实验室检测，中心实验室发布报告并反馈给该定点医院医学实验室。

为规范全市结核病检测网络医学实验室工作，提高结核病医学实验室检测质量，上海市疾病预防控制中心对各级医学实验室在人员、设备、样本采集、检测、医学实验室布局和生物安全方面做了统一要求。

1. 人员　市级定点医院结核病实验室至少应有 6 名以上专业技术人员，区域性结核病实验室至少应有 4 名以上专业技术人员，区级定点医院结核病实验室应有 2 名或以上专业技术人员。结核病实验室技术人员应掌握相关专业知识和操作技能、具有有效沟通能力、具备相应的职称，人员配

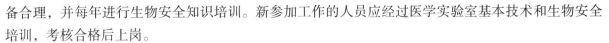

备合理，并每年进行生物安全知识培训。新参加工作的人员应经过医学实验室基本技术和生物安全培训，考核合格后上岗。

2．**设备**　涂片检查应根据方法配备相应的仪器，如生物安全柜、显微镜、烘片机、离心机、自动染色机、自动阅片机等，还应有适当的消毒灭菌设备。分枝杆菌培养还应在满足涂片检查的基础上配置恒温培养箱、冰箱、涡旋振荡器、培养仪等。如开展药物敏感试验还应配置比浊仪。开展结核分枝杆菌核酸检测和结核分枝杆菌耐药基因检测的定点医院应按照《医疗机构临床基因扩增检验实验室管理办法》要求进行临床基因扩增医学实验室设置。

3．**样本采集和运输**

（1）痰盒：统一使用透明、螺旋盖、可密封、广口的无菌痰盒收集痰样本。

（2）痰样本采集：痰样本应是患者深呼吸后，由肺部深处咳出的分泌物，每份样本量应在3～5mL。根据样本采集时间，可将痰样本分为以下3类：即时痰、夜间痰、晨痰。合格的痰样本以干酪样痰、血痰、黏液痰为主。对于无痰患者，可由专职医务人员指导患者咳痰，结合超声雾化诱痰可有效提高痰液质量，从而提高病原学阳性率。

（3）痰样本采集空间：应在远离人群的开放空间进行，或在通风良好的留痰室内进行。

（4）痰样本送检和保存：即时痰采集后应立即送检，夜间痰和晨痰采集后推荐放置于2～8℃冰箱保存，并尽快送至医学实验室检测。医学实验室收到样本后，应及时进行检测，如不能及时检测，需将样本储存于2～8℃冰箱暂时保存。用于分枝杆菌培养检测的样本，从采集到接种时间间隔不能超过3d。如遇特殊情况，3d内不能完成培养操作，需将痰样本放入-20℃冰箱保存。

用于结核病实验室检测的其他临床样本，包括支气管抽吸物、支气管肺泡灌洗液、胃液、尿液、脓液、血液、创伤样本、大便样本等，应分别根据具体要求采集样本。如采集后1h内不能及时处理，需4℃保存。样本要按照相关要求的温度范围进行运送，并使用指定的保存剂进行保存。运送样本的容器应密封性良好。

4．**质量保证**

（1）痰涂片镜检室内质量控制包括实验室内部的操作规程、设备和耗材、痰样本收集、染色剂制备、涂片制备和染色、显微镜维护、显微镜镜检、结果登记和报告、痰片保存等整个过程的内部检查与检测。

（2）分枝杆菌分离培养的质量控制包括对医学实验室开展培养操作的系统控制，需要通过评估样本的质量、去污染的操作、消化和培养的程序及试剂、培养基和仪器的质量，以及通过回顾培养结果、证明培养方法的有效性来完成。

（3）结核分枝杆菌药物敏感试验是诊断和治疗结核病的重要手段之一，其质量控制十分重要。对于药物敏感试验的质量控制，应包括以下几个方面：①菌悬液的制备应使用质量优良的菌株，确保操作规范，避免菌悬液的污染和变质；②接种培养基应遵守操作规程，确保接种量和接种方法的准确性，避免对检测结果的影响；③应使用质量优良的试剂、培养基和仪器，确保其质量稳定，避免对检测结果的影响；④应对药敏结果进行回顾，及时发现和纠正试验中的误差和不规范操作；⑤应定期对药敏方法的有效性进行验证，以确保其准确性和可靠性。

（4）分子生物学质量控制应包括评估样本的质量、前处理过程、核酸扩增、试剂和仪器的质量等方面。

（5）中心实验室每年会对下级医学实验室进行主要指标的考核，并做出评价。主要指标包括结核病患者的病原学阳性率、涂片阳性率、涂阳培阳率、样本污染率、菌株送检率等，每项指标不达标都会扣除相应的分数。涂片项目每一季度进行一次盲法复检，中心实验室每年还会进行现场督查。

开展药物敏感试验的医学实验室要参加国家结核病参比实验室组织的药敏熟练度测试，开展分子生物学检测的医学实验室还要参加国家结核病参比实验室组织的能力验证工作。

5. 医学实验室布局 医学实验室应单独设立并分区，布局应符合生物安全二级防护的要求。医学实验室主入口的门、放置生物安全柜实验间的门应可自动关闭。医学实验室主入口的门应有进入控制措施，门上应标有国际通用的生物危害警示标识，未经批准任何人不得进入医学实验室工作区域。如进行结核分枝杆菌药物敏感试验需在加强型生物安全二级医学实验室进行操作。

6. 生物安全 分离获得的分枝杆菌在运送至其他实验室前，应暂存于 2 ～ 8℃冰箱中，并按要求进行包装、转运和备案。

通过以上措施，上海市结核病检验结果同质化与互认工作取得了显著成效，为患者提供了更好的医疗服务，提高了医疗效率和质量。

（刘向禄　董志武）

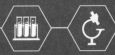

第六章
临床分子生物学检验结果同质化管理

随着分子生物学的发展，分子诊断技术在医学检验领域得到了广泛的应用。聚合酶链式反应（polymerase chain reaction，PCR）是一种常用的分子诊断技术，其可以快速、准确地检测来自人体样本的核酸表达情况，对于临床疾病的诊断和治疗具有重要意义。然而，分子诊断技术对仪器精度和检验人员专业技能有较高要求，要实现在特定区域内临床分子生物学检验结果同质化互认的目标，则需要采取一系列的质量控制措施来保证检测结果的准确性和可靠性。

第一节　临床分子生物学检验结果同质化管理现状

现在分子生物学检验已经成为许多疾病的重要检测方法，如新型冠状病毒核酸检测、肿瘤基因检测等。在检测结果互认方面，国家卫生健康委员会推出了检查检验结果互认工作的推进方案，各省市也在积极出台医疗检查结果互认的地方性法规，其中上海市和浙江省也规定了分子生物学的部分项目为互认项目。

临床分子生物学检验结果同质化在推进过程中，仍然面临一些问题和挑战。①技术更新快与人员水平低的矛盾：分子生物学技术在不断更新和发展，检测方法、试剂和设备等方面的变化也很快，这对实验室人员的技能水平提出了更高的要求；②人才缺乏：临床分子生物学检验需要一支高素质的人才队伍，但是当前实验室人员缺口较大，人才流失也比较严重，这给实验室建设和管理带来了一定的困难；③质量控制难度大：分子生物学检验需要进行多项质量控制，但是质量控制的难度较大，尤其是在实验室规模较小、技术水平较低的情况下，质量控制的难度更大；④缺乏标准化：分子生物学检验缺乏统一的标准，不同实验室之间的检测方法、试剂、设备、标准等方面存在差异，这会影响结果的可比性和互认性；⑤数据安全性：分子生物学检验涉及个人隐私和机密信息，数据安全性是一个重要的问题，需要严格按照相关法律法规进行管理和保护。

将来，临床分子生物学检验结果同质化将迎来新趋势。①个性化医疗需求：随着个性化医疗的发展，越来越多的临床分子生物学检验要满足个体化医疗需求，这就要求实验室需要提供更加精准和高效的检验结果。②全基因组测序技术的应用：全基因组测序技术将成为未来临床分子生物学检验的重要手段，其既可以用于基因检测，也可以用于基因组学研究。③云计算和大数据分析：云计算和大数据分析将成为临床分子生物学检验结果同质化的重要手段，可以实现数据共享和协同分析，提高检验结果的可比性和互认性。④精准医学的发展：随着精准医学的发展，临床分子生物学检验结果同质化将更加重要，实验室需要提供更加精准和高效的检验结果。⑤线上诊断和远程医疗：随着线上诊断和远程医疗的发展，临床分子生物学检验结果同质化将更加重要，其有助于实现在线诊断和远程监测，提高医疗效率和质量。⑥人工智能技术的应用：人工智能技术将成为临床分子生物学检验结果同质化的重要手段，可以实现自动化检测和分析，提高检验结果的准确性和可靠性。

第二节　临床分子生物学同质化项目选择的基本原则

目前，PCR 技术、分子生物传感器技术、分子生物芯片技术、分子生物纳米技术、分子蛋白组学等相继应用于临床诊疗活动，其作用优势日益明显，因此推进分子生物学检验结果同质化十分重要。

一、基本原则

临床分子生物学检验结果同质化项目的选择需要考虑以下几点。①临床应用重要性：选择的项目应当具有重要的临床应用价值；②技术可行性：选择的项目应当具有可行的检测方法和技术体系；③可比性和互认性：选择的项目应当具有较高的可比性和互认性，不同实验室之间的结果应当具有一定的一致性；④质量控制和管理：选择的项目应当能够进行有效的质量控制和管理，确保检测结果的准确性和可靠性；⑤应用范围：选择的项目应当具有广泛的应用范围；⑥市场需求：选择的项目应当符合市场需求，受到临床医生和患者的广泛认可。

（一）临床常用项目

表 6-1 中列举了临床常用的分子生物学检测项目。

表 6-1　临床常用分子生物学检测项目

项目	样本类型	方法
新型冠状病毒核酸	鼻、咽拭子	荧光定量 PCR 法
乙型肝炎病毒核酸（HBV-DNA）	血清	荧光定量 PCR 法
丙型肝炎病毒核酸（HCV-RNA）	血清	荧光定量 PCR 法
白介素 28B 基因分型（9 位点）	EDTA 抗凝血	荧光定量 PCR 法
产毒素艰难梭菌核酸	水样便或不成形大便	荧光定量 PCR 法
性病三项（淋球菌、沙眼衣原体、解脲支原体）（NG/CT/UU-DNA）	分泌物	荧光 PCR 法
梅毒螺旋体（TP-DNA）	分泌物	荧光 PCR 法
单纯疱疹病毒核酸（HSV-DNA）	脑脊液或疱疹液	荧光 PCR 法

续表

项目	样本类型	方法
单纯疱疹病毒Ⅱ型核酸（HSVⅡ-DNA）	分泌物或疱疹液	荧光PCR法
弓形虫（TOX-DNA）	EDTA/枸橼酸钠全血	荧光PCR法
巨细胞病毒核酸（CMV-DNA）	EDTA全血或尿液	反向斑点杂交法
人乳头瘤病毒核酸（HPV-DNA）	分泌物、宫颈上皮细胞	荧光PCR法
军团菌核酸（LP-DNA）	痰、支气管灌洗液	荧光PCR法
阴道加德纳氏菌核酸（GV-DNA）	分泌物	荧光PCR法
结核分枝杆菌核酸（TB-DNA）	脑脊液、痰、胸腔积液、腹腔积液、尿液	荧光PCR法
肺炎支原体核酸（MP-DNA）	咽拭子、支气管灌洗液	荧光PCR法
肺炎衣原体核酸（CP-DNA）	分泌物、痰	基因诊断
风疹病毒核酸（RV-DNA）	EDTA/枸橼酸钠血浆	基因诊断
水痘-带状疱疹病毒核酸（VZV-DNA）	分泌物、穿刺液、EDTA/枸橼酸钠全血	基因诊断
手足口病毒核酸（EV71-RNA、CA16-RNA）	咽拭子或疱疹液	荧光定量PCR法
EB病毒核酸（EB-DNA）	EDTA/枸橼酸钠全血	荧光定量PCR法
甲/乙型流感病毒核酸	咽拭子	荧光定量PCR法
JC/BK多瘤病毒核酸	全血	荧光定量PCR法
百日咳核酸	鼻、咽拭子	荧光定量PCR法
类风湿性关节炎相关基因（HLA-DR4-DNA、HLA-DRw53-DNA）	全血	荧光定量PCR法
强直性脊柱炎相关基因（HLA-B27-DNA）	全血	荧光定量PCR法
H型高血压基因	口腔样本、EDTA抗凝全血	PCR法
地中海贫血基因分型	全血	PCR＋反向斑点杂交法
B族链球菌核酸（GBS-DNA）	孕妇：生殖道分泌物、直肠分泌物 新生儿：咽拭子	荧光定量PCR法
无创产前基因检测（NIPT）	全血	高通量测序技术（NGS）

（二）检测结果重复性

确保检测结果重复性应从医学实验室内和实验室间变异系数控制着手。

1．医学实验室内变异系数小　分子生物学检验项目，如新型冠状病毒核酸检测、乙肝病毒DNA检测等，在临床中具有较高的诊断价值，这些检测项目应确保在不同时间、不同操作者、各种仪器、各项实验之间的变异系数小。

2．医学实验室间变异系数小　同质化检验项目需要有较好的重复性，不因所用仪器、试剂等问题对检验结果产生明显偏差，影响疾病判断。分子生物学实验室应确保检测结果在医学实验室间变异系数小。对于定性实验，判断结果的一致性一般符合率应该大于90%。对于定量实验，一般确认实验可接受的精密度为不能超过已知靶分子平均含量的3个标准差或者15%变异度。

二、基于同质化推进项目的互认

为推进分子生物学检验结果同质化与互认，国家和省、市级临床检验中心都会负责推荐互认项目，各医疗机构应在开展分子生物学检验工作中优先使用这些推荐的互认项目。例如，上海市2021年的检验互认项目中，分子生物学互认项目包括沙眼衣原体核酸、淋球菌核酸、解脲脲原体核酸、结核分枝杆菌核酸、肺炎支原体核酸、B族链球菌核酸、新型冠状病毒核酸检测等。而浙江省检查检验互认项目中，分子生物学互认项目包括新型冠状病毒核酸、乙型肝炎病毒核酸、结核分枝杆菌核酸检测等。

第三节　临床分子生物学同质化项目的具体要求

目前，我国不同级别医疗机构分子生物学检验水平存在差异，从而影响了分子生物学检验结果的同质化与互认。要实现临床分子生物学检验项目同质化，需要严格遵守规范要求，加强质量控制，确保结果具有可比性和准确性等。因此，各医疗机构分子生物学实验室需要通过完善检验质量管理体系，从人、机、料、法、环等方面推进检验全过程的质量管理。

一、质量管理体系同质化

质量控制是实现检查检验结果一致化和同质化的有效手段，是实现医联体内、同级医疗机构之间结果互认的基础。建立具有适宜性、充分性、有效性的质量管理体系是实现区域医学检验质量管理体系同质化的重要一步。下面主要从医学实验室规章制度、人员配备、医学实验室仪器设备、试剂耗材及环境监测等方面探索如何在强化质量控制的基础上，推动区域内不同级别医疗机构之间的结果同质化，从而实现区域内检验结果互认。

（一）规章制度

规章制度是实现单位职能不可或缺的必要条件。完善、严格、健全的规章制度是单位管理的核心，而想要实现区域医学检验质量管理体系同质化，首先要制订一套合理有效的规章制度，明确医学实验室资质要求，规范检验人员操作过程，具体如下。

（1）医学实验室为独立法人单位的，应有医疗机构执业许可；医学实验室为非独立法人单位的，其所属医疗机构执业证书的诊疗科目中应有医学实验室。

（2）医学实验室开展临床基因扩增检验技术和基因芯片诊断技术需经省、市临床检验中心技术评估合格，并向核发医疗机构执业许可证的卫生健康行政部门备案后方可开展。临床基因扩增检验实验室的设置应为二级及以上医疗机构或具备相应临床应用能力和条件的医疗机构及医学检验所。医疗机构对临床基因扩增检验实验室应当集中设置，统一管理。

（3）医学实验室若开展自建分子诊断项目应按国家相关规定执行。

（4）医学实验室资质、人员要求、管理要求及质量控制要求应符合国家相关规定。

（5）所有检测的原始记录应包括足够的信息以保证其能再现样本检测过程，应及时、准确、如实记录操作人员、仪器、试剂、原始数据及质控信息等。

（二）人员

在临床分子生物学检验中，通常涉及试剂配制、核酸提取、加样器使用、生物安全柜使用、仪器编程、结果分析和报告等操作，这些操作尽管简单，但要获得稳定可靠的测定结果，操作人员需要具备一定的专业技术知识和经验。从实际工作来看，不同操作者所得到的测定结果往往差异很大。因此操作人员的专业素养非常重要。

（1）医学实验室负责人应至少具有中级专业技术职称，从事分子诊断工作至少3年。

（2）医学实验室操作人员应经过有资质的培训机构培训合格获得上岗证后方可上岗。

（3）医学实验室应至少具有2名检验人员。

（4）定期对员工进行培训和再继续教育，培训内容应包括医学实验室开展项目的标准操作规程、医学实验室生物安全相关知识、医学实验室设备的维护与保养相关知识，并且应定期外派一定数量的员工外出进修，学习新的技术和相关专业知识，不断提高员工的专业素养。

（5）每年评估员工的工作能力，评估方式可以笔试和实操相结合。新进员工6个月内至少进行2次能力评估，并保存评估记录；当离岗6个月以上再次上岗时，或政策、程序、技术有变更时，应对员工进行再培训和再评估，合格后才可继续上岗，并保存记录。

（三）设备

设备管理应从以下方面着手。

1. 设备配置　医学实验室设备的种类和数量应满足临床需要，一般试剂准备区中应包括2～8℃冰箱、–20℃以下冰箱、混匀器、超净台、微量加样器（覆盖0.2～1 000μL）、固定紫外线灯和可移动紫外线灯（近工作台面）、消耗品、专用工作服、工作鞋（套）和专用办公用品；样本制备区中应包括2～8℃冰箱、–20℃或–80℃冰箱、低温高速离心机、混匀器、水浴箱或加热模块、微量加样器、可移动紫外线灯（近工作台面）、二级生物安全柜、紫外分光光度计、消耗品、专用工作服、工作鞋（套）和专用办公用品；扩增区应包括各种核酸扩增仪、微量加样器、可移动紫外线灯（近工作台面）、消耗品、专用工作服、工作鞋（套）和专用办公用品；产物分析区应包括与检测项目相一致的设备、微量加样器、电泳设备、凝胶成像系统、可移动紫外线灯（近工作台面）、消耗品、专用工作服、工作鞋（套）和专用办公用品。PCR实验所用容器应可密闭，不同工作区域内的设备、物品不能混用，各区物品应有明显标识。

2. 设备的检定与校准　分子生物学实验室应建立设备的检定与校准程序，并按国家法规要求对强检设备进行检定。对于应进行外部校准的设备，如果符合检测目的和要求，可按制造商校准程序进行，应至少对分析设备的加样系统、检测系统和温控系统进行校准（适用时）。此外，分子生物学实验室应定期对测序仪、基因扩增仪、杂交仪、加样器、微量分光光度计、温度计、恒温设备、离心机和生物安全柜等进行校准。

3. 设备维护与维修 设备故障后，应首先分析故障原因，如果设备故障可能影响了方法学性能，故障修复后，可通过以下合适的方式对故障进行相关检测、验证。

（1）利用可校准的项目实施校准、验证，必要时，进行校准和验证。

（2）利用质控品检验，其检验结果在允许范围内。

（3）与其他仪器或方法进行比对。①定性项目：选择阴性和弱阳性样本各1份进行测量，测量结果与预期结果一致；②定量项目：选取5份样本，覆盖测量区间，至少4份样本测量结果偏倚＜7.5%。

（4）通过留样再测来验证设备性能。①定性项目：选择阴性和弱阳性样本各1份进行测量，测量结果与预期结果一致；②定量项目：选取5份样本，覆盖测量区间，至少4份样本测量结果偏倚＜7.5%。

（四）试剂和耗材

医学实验室应建立试剂和关键耗材（如离心管、带滤芯的吸头）的验收程序，相应程序中应有明确的判断符合性的方法和质量标准。医学实验室应对新批号或同一批号不同货运号的试剂和关键耗材进行验收，验收实验至少应包括如下项目。

1. 外观检查 通过肉眼检查，如包装完整性、有效期等。

2. 性能验证 指通过实验才能判断的，如试剂的核酸提取效率和核酸扩增效率、试剂的批间差异、关键耗材的抑制物等。

（1）试剂性能验证记录应能反映该批试剂的核酸提取效率和核酸扩增效率。一般情况下，医学实验室在新批号试剂或关键耗材使用前，应验证试剂批间差异和耗材的抑制物，验证方法和判断标准为选取5个旧批号检测过的样本，且覆盖测量区间（包括阴性、临界值、低值、中值和高值），至少4个样本的测量结果偏倚＜7.5%，其中阴性和临界值样本需符合预期。特殊情况下，如医学实验室怀疑提取试剂有质量问题，可采用凝胶电泳实验比较核酸提取物与核酸标准物确认核酸片段提取的完整性、260nm紫外线波长测定确认核酸提取的产率、260nm/280nm比值确认核酸提取的纯度。

（2）用于定性检验的试剂，选择阴性和弱阳性的样本进行试剂批号验证。

（3）用于定量检验的试剂，应进行新、旧试剂批间的差异验证，选取5个旧批号检测过的样本，覆盖测量区间（包括阴性、临界值、低值、中值和高值），至少4个样本测量结果偏倚＜7.5%，其中阴性和临界值样本必须符合预期。

（4）耗材的抑制物验收（除非已标明不含抑制物）。对关键耗材应检测是否存在核酸扩增的抑制物，选取5个旧批号检测过的样本，覆盖测量区间（包括阴性、临界值、低值、中值和高值），至少4个样本测量结果偏倚＜7.5%，其中阴性和临界值样本必须符合预期。

（五）设施和环境条件

1. 医学实验室和办公设施 涉及基因扩增检验的医学实验室原则上分为4个独立的工作区域：①试剂储存和准备区；②样本制备区；③扩增区；④扩增产物分析区。如使用自动分析仪（扩增产物闭管检测），扩增区和扩增产物分析区可合并。具体医学实验室分区应依据其所使用的技术平台及检验项目和工作量而定。开展高通量测序技术的医学实验室设置应遵循"工作有序、互不干扰、防止污染"的基本原则。

上述每个区域应有充足空间以满足以下要求：①样本处置符合检验前、后样本分区放置要求；

②仪器放置符合维修和操作要求；③样本制备区放置生物安全柜、离心机和冰箱等仪器设备；④打印检验报告时交叉污染的控制。医学实验室各分区应配置固定紫外线灯和移动紫外线灯，波长为254nm，照射时离实验台的高度一般为60～90cm。样本制备区应配置二级生物安全柜和洗眼器，医学实验室附近应有喷淋装置。

2．储存设施　用于保存临床样本和试剂的设施应设置目标温度和允许范围，并记录。医学实验室应有温度失控时的处理措施并记录。

3．设施维护和环境条件　各实验区域应当有其各自的清洁用具以防止交叉污染。工作结束后应立即对工作区进行清洁，必要时进行消毒及去污染。应依据所用分析设备及实验过程的要求，制订环境温、湿度控制要求并记录。应有温、湿度失控时的处理措施并记录。扩增仪应配备 UPS。应依据用途（如 RNA 检测用水）制订适宜的水质标准（如应除 RNase），并定期检测。分子生物学检验各工作区域应有明确的标识。进入基因扩增实验室，各工作区应按照单一方向进行，不同的工作区域宜使用不同的工作服（如不同颜色的工作服）。工作人员离开各工作区域时，不应将工作服带出。

二、检验报告同质化

医学实验室分子诊断测定结果一般分为定性和定量两大类。定性实验结果用阴性和阳性表示。结果测定的依据为阳性判定值的建立。定量实验结果以浓度（如 U/L、U/mL、µg/L 等）表示。结果测定的依据为使用系列浓度标准品测得的剂量反应曲线（即标准曲线）或内标。

检验报告单信息应包括互认项目标识、医学实验室名称、患者相关信息（唯一性标识、联系方式）、申请人相关信息（唯一性标识、联系方式）、样本采集的日期和时间、样本送达医学实验室的日期及时间、检验报告发布的日期和时间、检测结果和测量单位、参考区间、操作者及审核者的签名。

三、室间质量评价符合要求

医学实验室应按照质量管理要求参加与检验项目相对应的室间质评，监控并保留室间质评活动的结果和证书。如发现失控应及时查找原因，予以纠正并记录。没有室间质评的检验项目，应与其他医学实验室（如已获认可的医学实验室、使用相同检测方法的医学实验室、使用配套系统的医学实验室）进行检验结果比对，以保障检验结果的可接受性。

四、室内质量控制符合要求

医学实验室应制订临床分子生物学检测室内质控程序，出具临床检验报告的所有检验项目均须开展室内质控。只有当质控在控时才能发出报告，当质控失控时，应及时查明原因并采取纠正措施，直至质控在控时，方能发出报告。

（一）质控品

医学实验室应选择均匀性、稳定性好的质控品开展室内质控，每次实验应设置阴性、弱阳性和／或阳性质控品进行分析。

（二）质控数据

对于定性检测项目，阴、阳性结果符合预期。判断检测项目结果有效性，除依据室内质控结果在控外，还应判断相关参数是否满足试剂说明书的要求。

（三）性能验证

应确认或验证检验方法的分析性能，包括精密度、正确度、参考区间、检测限、符合率等。

五、医学实验室间检验结果一致性

实现医学实验室间检验结果一致性可以从以下几方面推进。

（一）制订医学实验室间比对计划

同质化项目应参加室间质评活动，且连续 3 年成绩"合格"或"满意"。选择符合规定的比对医学实验室（同级别或更高级别医学实验室），明确医学实验室地址、联系人、联系方式。规定医学实验室间比对的关键要素，包括项目内容、时间（上、下半年各 1 次）、频次（每年 2 次）、样本来源（溯源性）、数量（每次至少 5 份样本 / 项目）、样本信息（每次单盲测试）、样本提供者（双方分别负责上、下半年的样本）。规定医学实验室间比对的样本转运方法。应制订医学实验室间比对 SOP，规定检测方法、检测完成时间、判断标准（合格检验次数 ≥ 80%）、比对结果反馈时间。

（二）替代方案

无室间质评计划的检验项目，可采取多种方式进行替代评估，如制订与其他医学实验室比对的 SOP 并实施，以确定检验结果的可接受性。

六、质量指标符合要求

近年来，我国对医学实验室质量要求不断提高。质量指标作为医学实验室管理的精髓，可以完整地反映样本测试前、中、后的全过程，量化和统计医学实验室活动的全过程。有关分子生物学检测的质量指标主要包括样本类型错误率、样本容器错误率、样本采集量错误率、抗凝样本凝集率、检验前周转时间中位数、室内质控项目开展率、室内质控项目变异系数不合格率、室间质评项目参加率、室间质评项目不合格率、医学实验室间比对率、医学实验室内周转时间中位数、检验报告不正确率、危急值通报率、危急值通报及时率。应根据自身医学实验室情况制订符合要求的质量指标控制目标，并有专人负责整理数据，如不符合预定目标时，应及时找出问题所在并予以改进。监管部门也可通过了解医学实验室的质量指标控制情况，全面、有效了解医学实验室的总体质量情况。

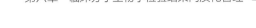

第四节 临床分子生物学检验结果同质化的实施方案

目前，我国主要通过建设医共体和设立区域医学检验中心实现检验结果同质化。准确的检验结果是实现同质化的前提，其受到多种因素的影响。本节主要阐述分子生物学检验结果同质化的具体实施方案。

一、首次评审

（一）评审方式

1. 成立区域医学检验质量同质化建设与管理专家委员会 包括区域医学检验质量同质化建设与管理中心主任、省市级临床检验中心主任、区域内高级职称检验专家。专家委员会主任及秘书实行轮岗制，每届任期可以为两年，专家委员会秘书负责与区域内同质化成员单位进行联络。

2. 制订同质化医学实验室的验收标准

（1）现场评估：现场评估检验人员资质、标准操作规程、样本管理、仪器设备管理、试剂耗材管理、室内质控及室间质评管理、报告发布管理等全过程，记录并评分。

（2）盲样检查：现场督查时携带盲样样本，医学实验室进行盲样样本检测并网上上报结果，检测结果须合格。

（3）室内质控情况需每日网上上报并在控。

（二）评审内容

同质化医学实验室需要评审的内容较多，如医学实验室检验人员资质、设备校准、性能验证、废弃物处理、质量控制等。

（三）公布同质化项目清单

区域医学检验质量同质化建设与管理专家委员会应制订并公布同质化项目清单，根据每年对各医学实验室的检查情况，统计分析数据，可对同质化项目清单进行更新。

二、定期监督

（一）监督方式和内容

同质化医学实验室验收合格后，质量体系的持续改进和完善也是至关重要的。监督评审工作规范化、标准化、制度化是提高区域内医疗机构之间检验检查能力与水平的重要保证。专家委员会可通过现场质量评估、人员培训、质量抽查、发现问题追踪落实等手段，对各医疗机构医学实验室建设、检验项目操作流程、检验人员能力考核、检验报告书写规范等加强质量控制。专家委员会作为负责区域内医学实验室同质化建设与管理的组织，可指导各医疗单位建设检验结果互认信息平台，利用信息技术手段实现室内质控数据实时采集、在线分析、失控状况智能发现、实时反馈、限时整改等，确保各医学实验室结果的准确性和可靠性，从而达到区域内检验结果互认的目的。

（二）更新互认项目清单

为进一步推进检查检验结果互认共享，提高医疗资源利用效率，改善人们就医体验，专家委员会应根据每年在实际工作中遇到的问题，积极总结经验，制订改进措施，定期更新同质化项目清单。

第五节　临床分子生物学检验结果同质化的风险管理

实现临床分子生物学检验结果同质化与互认，不仅有利于提高医疗资源利用效率，而且可以简化患者就医环节，减少不必要的重复检查。然而，临床分子生物学检验结果同质化与互认的风险也是不容忽视的，这涉及样本差异、检验方法差异、试剂和设备差异、人员素质差异等带来的异质化结果。因此，各医疗机构分子生物学实验室需要通过有效的管理措施来降低风险，确保检验结果的准确性和可靠性，为患者提供更加优质的医疗服务。

一、检验前过程同质化的风险管理

临床分子生物学检验前过程风险管理涉及样本采集及运输、样本接收及前处理等。

（一）样本采集及运输

1．样本采集时间

（1）血清（浆）：无特殊要求。

（2）如用泌尿生殖道分泌物做淋球菌、沙眼衣原体项目：应在抗生素应用前或停药2周后采集样本，如不能停用抗生素应于下次抗生素应用前采集。

（3）如用痰做结核项目：应在抗结核药物应用前或停药2周后采集样本，如不能停用抗结核药物，应于下次抗结核药物应用前采集。

2．样本留取要求

（1）容器：使用无DNase和/或无RNase的一次性密闭容器，使用玻璃器皿，须密闭、经高压灭菌，以抑制RNase活性。

（2）使用抗凝管：通常全血和骨髓样本应进行抗凝处理，EDTA和枸橼酸盐为首选抗凝剂，一般不使用肝素抗凝，因其是Taq酶的强抑制剂，且在核酸提取过程中很难完全去除。用于RNA（如HCV RNA）扩增检测的血样本宜进行抗凝处理，并尽快分离血浆，以避免RNA的降解，如未做抗凝处理，则宜尽快分离血清。

3．样本采集量　样本采集量应视所测病原体而定。一般而言，如果样本量对病原体培养够用，则其量亦足以用于核酸提取及其后的扩增检测。

4．样本运输　医学实验室应根据待测靶核酸的特性，对各种临床样本的运送条件（温度、时间）做出相应规定。靶核酸为DNA的样本，如在无菌条件下，则可以在室温下运送，建议采集后8h之内送至医学实验室；靶核酸为RNA的样本，如在无菌条件下，可在室温下运送，如需较长时间，则应在加冰条件下运送，建议采集后4h之内送至医学实验室；所有临床样本在采集后送至医学实验室前，均应于2～8℃临时保存；淋病奈瑟菌有自溶的特性，样本采集后应立即送检。

（二）样本接收及前处理

1. 样本验收、拒收　所有取自原始样本的部分样本应可明确追溯至最初的原始样本，样本检测全过程（包括核酸提取、扩增、产物分析、保存等）应能溯源。

（1）血液样本：溶血、严重脂血等样本应拒收。

（2）泌尿生殖道分泌物：镜下应能观察到上皮细胞存在。

（3）痰液：应避免唾液样本。

当样本验收不合格，如患者识别或样本识别有问题、运送延迟或容器使用不当导致样本不稳定、样本量不足，但样本对临床很重要或样本不可替代，而医学实验室仍选择处理这些样本，应在最终报告中说明，并在结果的解释中给出警示（适用时）；分析并记录样本拒收原因，采取有效措施予以纠正。

2. 样本保存　样本应尽快处置并以适当方式储存，避免核酸降解。超长期储存后的样本，使用前应再次评估样本的完整性。样本储存时应避免反复冻融，确保样本的完整性。靶核酸（尤其是RNA）易受核酸酶的作用而迅速降解，因此样本的正确保存对核酸扩增测定的有效性极为重要。靶核酸为DNA的样本于 $2 \sim 8℃$ 保存 $1 \sim 3d$；靶核酸为RNA的样本于 $-20℃$ 可保存1个月，$-70℃$ 以下可长期保存。

3. 样本接收　样本接收建议在四个测定区之外。接收的样本应收集在原始容器中，不能接收从其他检测（如生化检验、免疫检验等）分出来的样本，因其有较大的发生样本间污染的可能性。

4. 样本处理　应根据样本的特性进行不同的处理。

（1）血清（浆）：应1h内分离血清，抗凝后4h内分离血浆，然后转移至1.5mL灭菌离心管中保存。若血清分离不充分，可1 500rpm离心5min。如甘油三酯含量超过6mmol/L或肉眼可见血清/血浆呈白色浑浊状，应4℃、13 000rpm离心15min，吸取下层清亮血清或血浆转移至1.5mL灭菌离心管中保存。

（2）咽拭子：可将咽拭子置于适量保存液或生理盐水中，充分振荡洗涤后，室温静置 $5 \sim 10min$，待大块状物下沉后，取上清立即离心，其后沉淀即可用于核酸的提取。

（3）痰液：①结核分枝杆菌DNA检测样本：用4% NaOH摇匀，室温下放置30min左右液化，转移至1.5mL灭菌离心管，离心，去上清，留沉淀用于核酸提取。需注意的是，液化时不能加热，液化时间不能过长。②非结核分枝杆菌DNA检测样本：将痰样本在室温条件下悬浮于灭菌生理盐水中，充分振荡混匀，促使大块黏状物下沉，取上清离心，去上清，留沉淀进行核酸提取。勿使用NaOH液化痰样本。

5. 气溶胶污染　气溶胶污染是分子生物学实验室中常见的问题之一，可能会对PCR检测结果产生影响。在样本制备和产物扩展过程中，如果操作不当会导致气溶胶的产生和扩散，从而污染实验环境，进而影响检测结果。因此，在进行PCR检测时，需要严格控制操作过程，避免产生气溶胶污染。

（1）预防污染的措施：分子生物学实验室应合理分区、按规定流向开展检验工作，即从试剂准备区—样本处理区—扩增区—产物分析区，不得逆向流动。每次实验均应准备两个阴性对照和一个阳性对照，阴性对照可以水作为模板，一个阴性对照参与核酸提取，另一个阴性对照不参与核酸提取，仅在配制扩增体系时加入，以便对实验室气溶胶污染情况进行监测。实验结束后应做好医学实验室清洁消毒工作，包括物品擦拭和紫外线照射，有条件的可以在实验室放置空气净化器。

（2）污染解决方案：紫外线照射超过30min可对500 bp以上的长片段造成损伤；用dUTP代

替 dTTP，使产物中掺入大量 dU，再次进行 PCR 扩增前，用尿嘧啶 -DNA 糖苷酶（uracil-DNA glycosidase，UNG）处理 PCR 混合液即可消除 PCR 产物的残留污染；用 75% 酒精对医学实验室空气进行密集喷淋，喷淋结束立即用次氯酸钠擦拭工作台面和物体表面，作用 10min 后用清水重新擦拭一遍；现在一些厂家也有商品化的核酸清除剂，应按说明书进行操作。

二、检验中过程同质化的风险管理

（一）设备维护和校准

设备是医学实验室开展检测工作的前提和基础，任何样本的分析测试都离不开设备的正常运转，因此设备管理成为医学实验室质量管理控制的重要内容，具体内容见相关章节。

（二）试剂与耗材

试剂与耗材风险包括以下内容。

1．试剂换代 当医学实验室进行试剂更换（包括品牌更换和批号更换）时，对新的试剂要按如下步骤进行查验，以确保每批用于临床基因扩增检验的试剂质量良好，符合检测要求。

（1）检查：检查外包装，如厂名厂址、检测项目、批准文号、批号和有效期等；检查内包装，如试剂瓶完整性、真空包装完整性、试剂品种完整性、是否有使用说明书等。

（2）运输：是否按要求冷藏运输。

（3）防污染措施：是否有 UNG/dUTP 防污染系统等。

（4）登记检查完毕后，及时将试剂转入 –20℃ 以下冰箱保存。将上述检测核对情况登记在记录本上。

（5）性能质检：在前批次试剂储存量尚可维持常规实验 1 ～ 2 次时，要对新批号试剂进行效验实验。

1）用于定性检测的试剂：选择阴性和弱阳性样本进行试剂批号验证，检测结果符合则认为新批号试剂合格，可以应用。

2）用于定量检测的试剂：应进行新、旧试剂批间的差异验证。选取 5 个旧批号检测过的样本，覆盖测量区间（包括阴性、临界值、低值、中值和高值），至少 4 个样本测量结果偏倚 < 7.5%，其中阴性和临界值样本测量结果必须符合预期值。检测结果符合则认为新批号试剂合格，可以应用。

2．性能参数 定量检测项目验证内容至少应包括精密度、正确度、线性范围、检出限等。定性检测项目验证内容至少应包括精密度、特异性、准确度。验证结果应经过授权人审核。

（三）室内质控

（1）针对不同检测项目，医学实验室应制订室内质量控制方案，包括质控品来源及浓度、质控规则及失控标准，并保留完整的室内质控记录。

（2）室内质控品应选用稳定性好、基质效应小、与待测样本基质相同或类似的物质制成的质控品；使用商品化质控品时，应符合国家对体外诊断产品的要求；使用自制质控品时，应建立自制质控品的操作规程并保留全部实验数据，确保质控品的稳定性。

（3）医学实验室应对检验方法的性能（如精密度、线性范围、准确度、参考区间）进行验证或评价，并根据方法学性能制订质控规则。

（4）医学实验室在检测临床样本时，应同时做质控品测定，可能时，应测定 2 个或以上浓度水平的质控品；对于定性实验，应同时采用阳性、阴性质控品及空白对照，必要时，还可选用弱阳性质控品。

（5）室内质控规则：对于定量实验，至少应采用 1_{3s} 和 2_{2s} 为失控规则；对于定性实验，检验结果应符合质控品阴性或阳性的要求。

（6）医学实验室应设专人对质量控制结果进行评价、记录，并按规定将质量控制结果通过计算机网络传至指定网址。当发现存在可能影响检测有效性和结果准确性的因素时，应及时排除，以保证医学实验室检测结果的准确性。

（7）只有在质控结果"在控"时，方能发出医学实验室检测报告；室内质控结果失控时，应分析原因，采取纠正措施，并验证纠正措施有效后，方可进行临床样本检测或发出检验报告。

（8）在没有适宜质控品时，也可通过以下方式进行室内质控：由两个或多个操作者对同一样本（项目）进行检测；与保留样本的再次检测结果进行比较。

（9）定量实验应绘制质控图（如 L-J 质控图或 Z 分数图）；可能时，应采用计算机自动收集质控数据，并绘制质控图；应使用重复点显示功能，在质控图上标识全部数据点。

（10）每月进行室内质控结果总结，如失控情况和失控原因等，并送指定负责人审核。

（四）结果判读

以荧光定量 PCR 检测技术为例：在扩增仪器上预先设定好扩增程序，当扩增结束后，仪器会自动校准，显示出扩增曲线，正常的扩增曲线为一条光滑的"S"形曲线，分为基线期、指数期、平台期。良好曲线的指标是曲线拐点清晰，扩增曲线整体平行性好，基线平而无上扬现象。但有时曲线呈现异常扩增状态，这时便需要医学实验室人员人工调整，进行结果审核，以防误判。比如，扩增曲线抬升，与阈值线相交产生 CT 值，此情况可能是软件在进行基线自动扣除时出现错误，医学实验室人员可手动调整基线即可恢复正常；扩增曲线末尾起跳，可能是医学实验室存在气溶胶污染，或者样本是弱阳性，建议复检样本。

三、报告解读

应制订定性检测项目临界样本的复检制度，复检范围及结果报告应符合试剂说明书规定；定量实验结果以浓度（如 U/L、U/mL、μg/L 等）表示。

1. 实验结果无效的判断标准　①阴性对照扩增；②阳性对照没有扩增；③所有样本都有扩增；④室内质控血清检测结果出现失控情况。

2. 实验结果有效的判断标准　①阴性对照没有扩增，阳性对照扩增；②阳性标准品梯度曲线平滑均匀，斜率、截距和相关系数三个参数的数值均在范围内；③室内质控血清检测结果处于在控状态。

第六节　临床分子生物学检验结果同质化临床实践

2020 年初，新冠病毒感染疫情在全球暴发，各国开始采取核酸检测等措施进行疫情监测和防控。然而，由于各国的检测标准和流程不同，导致了新冠病毒核酸检测结果不一致，无法跨地域互认。为此，各国开始探索并开展新冠病毒核酸检测结果的同质化工作，推动检测结果的国际互认。

　　新冠病毒核酸检测结果同质化与互认是全球应对疫情的重要措施之一。在疫情初期，我国印发新型冠状病毒核酸检测相关指南标准，并不断更新版本，以规范新冠病毒核酸采样、运送、检测、报告和互认等。此外，我国政府积极为其他国家提供新冠病毒核酸检测支持，并与一些国家签署了核酸结果互认协议。美国、日本等国家也采取了一些措施，如建立统一的检测标准和流程、推广新型检测技术、签订互认协议等，促进了新冠病毒核酸检测结果的同质化与互认。

　　回顾新冠病毒核酸检测结果同质化与互认历程，总结经验为：①制订统一的新冠病毒核酸检测标准和流程，避免因检测方法和流程不同导致的检测结果不同；②建立有效的质量控制体系，确保检测结果的准确性和可靠性；③开展多中心试验，以确定最佳的检测方法和流程；④加强国际合作和经验共享，共同推进新冠病毒核酸检测技术和质量控制等方面的发展；⑤签署检测结果互认协议，推动检测结果互认。

（孙力　马慧敏　董志武　王钰婷）

第七章

医学检验质量同质化的智能化建设

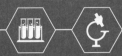

医学检验质量同质化的智能化建设是利用现代信息技术和人工智能技术，对医学检验结果进行自动化、智能化处理和分析，以提高检验结果的质量，提高工作效率。医学检验质量同质化的智能化建设是未来医学检验的发展方向，其可以为临床医生提供更加准确和可靠的诊疗建议。

第一节　医学检验质量同质化建设的信息及数据安全保障

检验同质化平台（以下简称"平台"）由若干服务器及其配套设备、设施构成。该系统通过特定的数据传输单元与实验室信息系统（laboratory information system，LIS）对接，将医学实验室检验质量相关数据以私有的非对称加密方式定向传输至数据中心服务器，平台管理端和客户端均有专用的系统登录账号并分配权限。临床检验中心可通过管理端后台查看各个医院的检验结果质量，并根据规范生成检验质量报告；医院可登录客户端查看本医学实验室的检验质量报告。平台依据《信息安全技术—网络安全等级保护基本要求》（GB/T 22239—2019）、《信息安全技术—网络安全等级保护测评要求》（GB/T 28448—2019）、《信息安全技术—网络安全等级保护安全设计技术要求》（GB/T 25070—2019）三个国家标准对系统进行设计开发，并通过信息安全评测机构安全审查获得计算机信息安全等级保护三级的认证，使平台的运行符合国家对计算机系统和数据安全等相关法规的要求以及用户的安全要求。

检验同质化平台的服务端依托云服务基础设施及云安全中心进行架设，系统使用主流的 Linux 社区企业操作系统（community enterprise operating system，CentOS），架构采用内、外网服务隔离的设计，业务前端使用负载均衡技术，网络流量经过防火墙过滤后分发到各分布式服务器节点，通过分布式的内容分发网络，将高速缓存技术和大数据引擎技术等结合应用实现服务高频可用。

医疗机构使用的平台客户端采用浏览器／服务器模式（browser/server，B/S）提供服务，需要有外部网络的访问权限，若网络访问受限则无法使用医学实验室客户端相关服务，需要与信息科沟通开放特定域名访问权限。

当前系统架构下的实现方式相对于传统客户端软件主要具有以下优势：①跨系统平台支持，一次开发可支持浏览器、客户端访问，只要在医院网络覆盖的地方都能访问系统；②当前系统架构自动支持大数据分析接入，无须复杂的数据迁移，无须改动现有系统功能及架构就能轻松对接大数据分析平台；③只需在服务器后台重新部署系统，客户端打开就能使用最新功能；④精细化用户日志监控，用户操作可追溯，若用户在客户端及管理端进行敏感操作，数据变更都会被记录，可通过关键字、人员、日期等多维度查询数据。

一、数据实时采集及标化技术

平台通过自主研发的客户端数据传输模式，将 LIS 推送的数据进行非对称加密，再通过数据传输单元（data transfer unit，DTU）与服务器建立内部加密管道，服务器在接收到数据并解密后，根据系统配置好的编码映射对数据进行实时转化，转化为系统的标准编码后存入数据库中。

采集数据的客户端与 LIS 数据对接主要采用 LIS 开放视图方式，LIS 方面无须进行任何开发适配工作，只需将定向采集数据按照平台规定的视图规范，向视图推送数据即可，后续的视图数据解析、加密、传输等任务皆由数据采集客户端完成。平台服务端可对数据进行转换处理后统计生成各类质控统计指标、报表数据、监控告警等。在技术层面，专业化引擎的数据交互可以通过数据库中间表、文件、超文本传输协议（hyper text transfer protocol，HTTP）等方式进行。在业务层面，中间件的数据模型将使用上级主管部门定义的标准化数据项进行设计，并对各业务接口标准化，以达到全国范围最大可能的兼容性。

针对数据采集设备及客户端在医院内的部署，有以下几点建议：①将数据采集设备从检验科电脑上撤除，在另外一台单独的内网终端上安装数据设备，将设备接入电脑；②新接入电脑做好安全基线配置，并严格制订其访问控制权限，采集该电脑系统日志；③在数据库层面应保障数据库用户的最小权限，禁止其访问非必要数据，并定时更新密码，密码复杂度应符合密码安全策略要求；④在新接入电脑与内网之间加设防火墙，对该电脑的通信以最小化原则进行控制；⑤新接入终端可为其单独划分一个网段，便于管理控制，避免与其他终端共处一个网络区域；⑥在内网部署数据库审计系统，通过端口镜像监控 LIS；⑦现阶段无数据库审计系统、防火墙可进行部署的，后期可计划采购数据库审计系统与内网防火墙进行安全加固。

关于数据传输流程中的安全性保障，主要包括：①平台客户端仅用于传输 LIS 系统指定开放的定向采集数据及相关采集配置数据，不涉及其他敏感数据的传输与操作功能；②数据由采集应用时主动发起传输，外部无法主动接入或要求数据；③传输内容使用不对称加密，防范数据泄露与逆向工程；④传输发起时使用专有协议通过串口进行通讯，不会被通用的第三方应用程序 / 病毒 / 黑客软件滥用；⑤远端数据接收地址只能在中间 DTU 硬件设备上进行配置，采集系统与内网应用均无法更改；⑥基于 DTU ＋移动接入点（access point name，APN）网络的数据传输链路全程未通过公网，均在移动专网与业务内网上进行传输，保障传输安全；⑦系统可由信息安全测评认证中心的专家进行渗透测试与相关安全性检查；⑧系统根据信息安全等级保护（三级）要求进行设计实现与运行维护，应通过测评并取得相应证明。

二、同质化平台总体安全方案

1. 安全管理体系 应制订和完善与同质化平台基础建设项目信息安全保护相适应的配套管理制度和要求，制度内容包括安全管理机构、安全管理制度、人员安全管理、系统建设管理，以及对软、硬件的要求。

2. 安全技术体系 应根据网络特殊需求和业务流程制订网络安全及安全加固方案，对信息系统内的操作系统、数据库、安全设备以及中间件的安全配置策略进行加强，降低恶意攻击者利用安全漏洞威胁系统安全运行的概率，从而有效控制因系统配置不当等因素引发的业务中断及信息外泄等风险，将可能导致系统业务中断的高风险漏洞和可能存在非敏感信息泄露的中风险漏洞降低至可接受的范围，使应用系统的安全状况提升到一个较高的水平。

通过描述云计算带来的信息安全风险，提出客户采用云计算服务应遵守的基本要求，从规划准备、选择云服务商及部署、运行监管、退出服务等四个阶段简要描述客户采购和使用云计算服务的全过程安全管理。

3．安全运维体系　安全运维体系是信息安全管理的重要组成部分，其目的是保障信息系统安全稳定运行，防止信息资产被损害或泄露，它包括以下几个方面。

（1）监控：对系统、网络、应用程序等进行全面的监控，及时发现异常情况并采取措施。

（2）告警：根据监控结果，及时生成告警，通知管理员进行处理。

（3）响应：对发生的安全事件进行及时响应，采取必要的措施进行处理，防止损失扩大。

（4）评估：对处理过程进行评估，及时发现问题，改进运维流程，提高运维效率和水平。

（5）报告：定期向上级管理层和用户报告安全运维服务的情况，提供数据分析和建议，为决策提供支持。

三、安全架构体系

1．集中用户管理　系统用户在不同的业务系统有不同的角色定义，对应不同的功能权限，需构建相应的用户集中管理模式，实现用户统一身份和标识管理、统一认证及单点登录。

2．用户命名统一　为用户集中管理及信息共享提供支持。

3．身份认证　系统对不同岗位人员实行分级授权，对用户的访问权限实行有效管理。

4．访问控制　设置防火墙和网段划分，实现有效的安全隔离和访问控制；同时，在系统权限方面，对每一个不同的角色，依照最小授权原则，分配完成其任务的最小权限，并使用基于角色的访问控制机制来控制用户对信息的访问和操作。

5．入侵检测　设置入侵检测系统，防止非法入侵，及时采取应对措施。

6．漏洞扫描　采用专业漏洞扫描工具，定期对网络系统及计算机系统进行漏洞扫描，及时发现潜在安全隐患，加以防范处理。

7．病毒防范　在服务器安装防病毒系统，以提供对病毒的检测、清除、免疫和对抗能力；在网络内安装网络版防病毒系统，客户端可以在内网升级病毒库，做到整体防御。

8．数据安全交换　在系统安全、网络安全的基础上，实现内网和外网、内网和专网间的数据安全交换。

9．系统操作日志　通过操作日志功能，定义和区分操作级别，根据操作级别进行记录，为日志分析功能提供数据，发现并处理安全问题隐患，增强系统防护性能。

此外，系统还可以根据需要提供日志统计功能，对访问量、并发访问数等系统性能参数进行比对，以便系统管理员及时调整和优化系统性能。

10．安全防护体系　建立完善的安全防护系统，从安全规章制度建设、安全管理手段建设等方面保障系统的安全可靠、稳定运行。

四、数据存储及安全保障

平台在数据存储方面采用了关系型数据库服务（relational database service，RDS）集群和分布式文档存储数据库（MongoDB）集群，除了能处理高频发布时的快速读写，还能保证数据写入时安全不丢失。LIS 数据与平台数据库的对接可通过数据库、文件和 HTTP 接口三种方式。

数据库方式是指基于预先定义的标准化接口表，双方在约定的协议上，对中间表进行读写操作，达到数据交换的目的。目前，中间件服务器基于标准的 EE 架构，使用 Java 数据库连接（Java Database Connectivity，JDBC），能够支持市面上绝大多数的数据库，包括但不限于 Oracle、Microsoft SQL Server、Mysql、PostgreSQL、DB2、Sybase ASE、Informix。

文件方式是根据约定的协议，对接双方在一个相同的地址 / 目录 / 网络存储路径下进行指定格式的文件的读写，来达到数据交互的目的。

HTTP 接口方式是根据约定的协议，双方使用 HTTP 协议进行数据交互。相应能够适配的交互方式可以为基于 XML-SOAP 的 Web Service，或基于 JSONRPC 的 Web Service。推荐使用基于 JSONRPC 的 Web Service，跨平台性更好，传输数据有效负载率更高。

整个系统通过网络、主机、应用和数据几个层面保证系统和数据的安全性。数据库所处的内网网络是一种相对安全的网络环境，因为外部网络无法直接访问内网，所以可以避免一些外部攻击。同时，通过配置防火墙访问控制策略，可以进一步加强内网的安全性。服务器的自身配置应符合要求，如身份鉴别机制、访问控制机制、安全审计机制、防病毒等；服务器和重要网络设备需要在上线前进行漏洞扫描评估，不应有数据泄露和系统宕机等中高级别以上的漏洞；应配备专用的日志服务器，保存主机、数据库的审计日志。服务器自身的功能应符合等保要求，如身份鉴别机制、审计日志、通信和存储加密等。数据每日自动进行备份，数据库进行异地备份，数据库服务宕机后可快速进行恢复。

五、突发事件数据安全保障

平台根据信息安全等级保护的相关要求对系统应急设置相关预案，包括但不限于系统应急的制度规范、关键岗位核心人员安排、对突发事件的分级及处理措施等。技术部工作人员在发现故障或接到故障报告后，首先会记录故障发生时间和发现时间，以及发现部门、发现人员及联系电话，对故障的等级进行初步判定，并报告相关人员进行处理。

突发事件主要包括黑客攻击、软件系统故障、数据库系统故障、网络中断和大规模病毒（含恶意软件）攻击等，其处理流程大同小异（图 7-1），具体操作会根据不同问题有细节上的处理。

1. 软件系统故障的应急处理　软件系统平时需有备份，与软件系统相对应的数据需有多日的备份，并将其保存于安全处。软件系统发生故障后，技术人员应立即向技术部负责人或分管领导汇报，经确认后停止该系统的运行并切换至备份系统，保证业务正常进行。技术部及时组织本部门技术人员，并同时通知软件系统主要应用部门做好软件系统和有关数据的恢复工作；信息安全员检查日志等资料，确定故障原因。技术部与相关人员将实施处理的过程和结果备案存档，并向有关领导汇报。

2. 数据库系统故障的应急处理　数据库系统每日需备份，与软件系统相对应的数据需有多日的备份，并将其保存于安全处。数据库系统发生故障后，技术人员立即向技术部负责人或分管领导汇报，经同意后采用重启或其他手段尽快恢复数据库运行，保证业务不中断。技术部及时组织相关

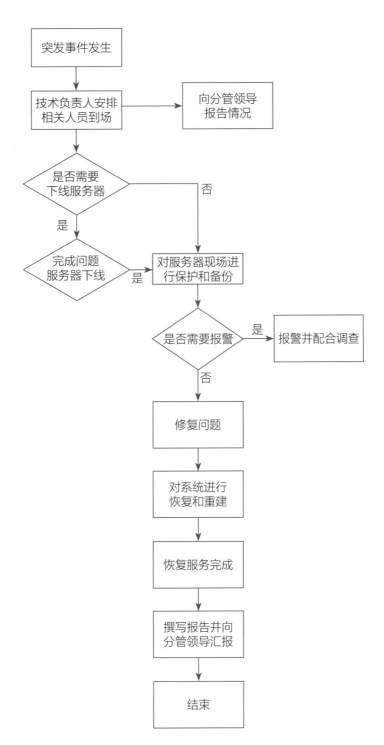

图7-1 突发事件应急处理流程

技术人员,并同时通知主要应用部门做好数据库系统切换和有关数据的恢复工作。信息安全员检查日志等资料,确定故障原因。技术部与相关人员将实施处理的过程和结果进行备案存档,并向有关领导汇报。

3. 网络中断应急处理 网络中断后,技术部技术人员要迅速判断故障节点,查明故障原因。

故障排除步骤:①如属线路故障,应重新安装线路。②如属路由器、交换机等网络设备故障,技术部技术人员立即检修并调试通畅。如路由器、交换机配置文件破坏,信息安全员应迅速按照要求重新配置，调试通畅。必要时，请有关供货单位、设备厂商协助调测畅通。③如需更换设备，应上报分管领导，经批准后及时更换故障设备，尽快恢复系统运行。④如发现属于外部线路的问题，应与线路运营商联系，敦促其尽快恢复故障线路。⑤技术部无法及时修理时，应立即通知相关供应商及维护人员，在最短时间内安排修理。

特殊情况时，如故障判断、网络恢复需要1h以上，技术部负责人应及时将相关情况汇报至分管领导处，并在领导同意的情况下，采用紧急恢复措施，绕过故障设备，先行恢复网络的连通性，并及时督促及落实设备供应商抵达现场，判断故障并使其恢复正常。

故障处理完毕，恢复正常后，应立即进行回归测试，测试结果确认无问题后，再进行总结及评估，并将处理过程形成故障处理文档的知识库，进行统一归档管理。

4. 大规模病毒（含恶意软件）攻击的应急处理 当发现局域网络中有大量计算机被病毒感染后，计算机使用人员应立即上报技术部。技术部技术人员应及时赶到病毒机器处理现场，立即将该机从网络上隔离开来。技术人员对该设备的硬盘进行数据备份，并将防病毒软件的病毒特征库更新至最新版本。技术人员启用反病毒软件对该机进行杀毒处理，并对相关机器进行病毒扫描和清除工作。如发现反病毒软件无法清除该病毒，应向技术部领导汇报，由技术部组织相关技术人员研究解决，通过分析病毒的特征行为，寻找病毒查杀工具进行查杀。情况较为严重的，如已影响到信息系统的数据传输、应用系统访问不正常等，应及时向有关分管领导报告，按照信息系统故障等级划分，确定其故障等级，并启动相应的应急处理程序。

5. 黑客攻击的应急处理 当发现网络上有黑客攻击行为时，应立即向技术部通报情况，并由技术部负责人向分管领导报告。信息安全员应立即赶到现场，将被攻击的服务器或其他设备从网络中隔离出来，必要时可以采取照片、截图等方式留存记录，保护现场。如事态较为严重，经向分管领导请示后，立即向公安部门报警，配合公安部门展开调查。技术部相关技术人员做好被攻击或破坏后系统的恢复与重建工作。技术部负责组织技术力量追查非法信息来源。信息安全员将实施处理的过程和结果备案存档，必要时向分管领导汇报。

黑客攻击修复处理步骤：①记录系统状况；②立即复制系统登录文件、历史文件、日志文件等重要文件；③修改防火墙、路由器等网络安全设备的过滤规则；④断开被攻主机、关闭不需要的服务；⑤处理可疑的文件和程序；⑥修改不安全的系统账号及其口令；⑦恢复被修改的软件和数据；⑧安装相应的补丁程序，填补安全漏洞；⑨撰写报告，详述事件过程及处理步骤。

第二节　医学检验质量同质化管理平台的智能化建设

随着互联网云服务、人工智能、大数据融合分析技术的高速发展及在各领域的广泛应用，智能化建设为区域检验同质化管理平台（以下简称"平台"）提供了新思路和技术保障。本节将围绕区域检验同质化管理的基本要求和实施规范，结合新技术的应用，来简述区域医学检验质量同质化的智能化管理。

一、平台功能建设的基本思路

区域医联体的组织架构和成员单位的地域分布特点决定了平台的建设需兼顾管理端和客户端。管理端面向医联体牵头单位，在医联体内部实现质量评价数据标准化和互联互通的基础上，搭建同质化管理评价标准配置模块、同质化管理流程可视化监控及异常情况告警模块、室内质量控制（internal quality control，IQC）管理模块、医学实验室间结果一致性比对模块、医学实验室质量指标（QI）评价模块、人员培训管理模块、质量评价反馈报告模块、多维度数据融合分析模块，并依托这些管理模块完成多维度的数据融合分析，达到同质化质量评价和持续改进的目的。客户端将提供给医联体各组成单位使用，具备实时质量相关数据采集功能，通过应用日常医学实验室质量控制管理的室内质控软件、结果一致性比对软件、持续性质量改进软件、在线培训和考核软件等规范医学实验室的质控操作行为，进行质量差异化的分析和整改，逐渐达到质量同质化。这些功能建议加载在云服务平台上进行实施，云服务的优势在于各模块功能部署快捷且升级迭代方便，同时可以根据需求的变化随时调整，经济而高效。

二、平台管理端功能建设

（一）数据互联互通模块

建立一个规范的检验专业字典标准信息库是实现区域医联体检验质量同质化管理的重要步骤。信息库需要包含以下基本内容：检验项目名称、检验方法、结果报告单位、检测体系、质量目标等。编制过程应按照既定的标准进行，确保信息库的准确性和规范性。平台开发的编码转换工具可通过一对一、多对一、一对多的方式进行对照转换，实现不同单位 LIS 系统间的数据互联互通。同时，采集到的数据可以进行标准化和存储，方便以后的比较分析和统计。

（二）同质化管理评价标准配置模块

该模块的主要功能是设定同质化管理的量化评价指标。平台对接各类已颁布的行业标准、临床应用指南，智能化抽提文件中相关的检验项目允许总误差、不精密度、正确度等评价指标，并能够以组合方式进行应用范围、应用对象和应用统计方式等内容的自由组合配置。整个平台实现的是一体化的联动功能，通过管理端的这些配置，客户端的各种应用软件就能在设定的管理要求和范围内进行质控操作，起到"统一起跑线"的作用。

（三）同质化管理流程可视化监控及告警模块

该模块的主要功能是通过可视化的方式全流程监控医联体各单位的质量运行情况，包括室内质控运行情况、结果一致性比对运行情况、质量指标运行情况、人员培训情况等。监控的内容包括质量数据是否上报、是否有触发各类告警规则的事件、各类告警事件触发后医学实验室的纠正及执行情况。所有的监控内容和监控对象均可以由管理者进行选择性设置和监控大屏投射呈现，也可以多层级地查看监控内容的具体明细，便于管理者及时发现问题和采取措施。所有的告警触发可由管理者进行账号或者手机号的设置，实现客户端或者移动端的自动化消息推送。

（四）室内质控管理模块

该模块的主要功能是规范平台客户端提供的室内质控软件的日常操作，包括室内质控品的使用组合、基于统计学的质控范围建立和失控判定规则设定、室内质控数据的输入、电子化失控分析报告的填写等。管理端通过对这些选项的设置，客户端室内质控软件的操作就能以智能一键式的方式按照管理者的要求进行，以达到室内质控判定和失控分析的标准化，为室内失控原因分析和纠正措施选择的人工智能化奠定基础。

（五）结果一致性比对计划模块

该模块的主要功能是为管理者提供组织并实施医联体内部结果一致性比对计划，包括比对计划的制订、比对样本的参考赋值和二维码标记、比对计划实施的全流程监控、趋同比对的统计学分析、评价反馈报告的生成和推送等。管理者既可以选择通过二维码标记的盲样样本（包括患者新鲜样本、参考物质等）发放方式进行比对，也可以选择通过常规的编号样本发放方式进行比对。盲样样本的优势是可以非对称式地发放比对样本，且能够根据匹配的样本号与常规样本一同进行检测，实时采集检测结果，有效保证上报结果的客观正确性，为同质化质量评价提供有效的数据支持。

（六）质量指标评价模块

该模块的主要功能是为管理者提供检验全流程的质量指标监管。具体包括：质量指标内容的选择设置、监控告警限设置、阶段性评价标准设置等。通过对检验全流程的质量指标监管，管理者可以实时掌握检验质量情况，及时发现问题并采取措施。同时，通过对数据的统计分析，可以推导出本区域适宜的评价量化值，为同质化管理评估提供支持。

（七）人员培训管理模块

该模块的主要作用是提升医联体各单位质量管理人员的专业能力，规范同质化质量管理要求的各种行为操作，包含了课程选择、课程组合、课程计划、人员培训、培训效果评估、评估反馈报告生成等序贯化、一体式的应用功能。

在"互联网＋教育"大背景下，极具个性化、系统性、监管性、灵活性的区域医联体人员培训模块应运而生，医联体管理端配备了课程管理、课程组合管理、课程计划管理等功能让管理者可自由搭配组合课程。课程可采取录播、直播、图文等多种形式的授课方式，辅以多种助学工具，如打卡、课后作业等，来促进学习者完成学习。医联体管理端宜提前根据不同等级医院设置针对性、个性化的教育培训计划，要求其管辖区域内人员按照计划在规定时间内进行学习。

医学实验室要求对人员培训后定期进行培训后的效果评估。平台管理端可提供给医联体牵头单位定期对人员培训的进度进行跟踪评估报告，跟踪评估报告内容至少包含其管辖区域内的报名情况、任务完成进度、学习完成进度、考试排名、累计学习时长等。

（八）质量反馈报告模块

该模块的主要功能是为管理者提供可视化的报告编辑工具，可组合配置各项统计参数和分析图形，生成各类有参考价值的同质化质量评价反馈报告，包括月度室内质控报告、结果一致性比对报告、月度质量指标分析报告、西格玛度量评价分析报告等，并通过平台推送到各个客户端或者微信小程序关联的各个用户手机端。

（九）多维度数据融合分析模块

该模块的主要功能是为管理者提供可以自由选择同质化质量评价的各类技术性或管理性指标，通过评分赋值及加权计算的方式进行数据融合分析，得出可量化的评价结果和建议。该模块包括自由选择评价指标、评分赋值及加权计算、数据融合分析、趋势性数据模型等功能。

三、平台客户端功能建设

平台客户端功能建设包括以下几方面。

（一）医学实验室质量数据采集模块

该模块的主要作用是对参与同质化管理平台的各医学实验室用户进行基本信息采集，并能够可视化匹配来自各接口的实时质量数据信息。具体功能包括医学实验室基本信息采集、人员信息采集、检验项目及检测体系情况采集、可视化匹配实时质量数据、数据上传异常告警、工作日志查询等。

（二）消息互通模块

该模块的主要作用是为客户端提供检索查看管理端推送的各类告警消息。医学实验室可对室内质控的失控告警提出在线帮助请求，管理者可以通过这一机制及时支持医学实验室分析失控原因和执行纠正措施，规范日常的室内质控操作，提升质量。同时，平台会向关联的医学实验室账号推送同质化质量监控的基本情况，包括质控数据的上报、失控告警的处理、质量反馈报告单查阅等。

（三）室内质控软件模块

该模块的主要作用是提供一套受管理端一体化联动控制的室内质控专业软件，医联体医学实验室在管理端预配置的各项管理参数（包括室内质控品的组合选择、均值统计方式、控制限和失控判定规则等）下进行日常室内质控的标准化操作。

医联体的大部分成员是社区基层医疗机构，医学实验室相对缺乏专业的质控管理人员，一款智能化的应用软件可以帮助基层医疗机构规范日常的室内质控操作，通过自动化数据采集、L-J质控图绘制、失控判断和原因分析、量值偏倚警告等手段提高基层医疗机构室内质控的有效性，提升检验同质化质量水平。

（四）结果一致性比对模块

该模块的主要作用是提供医联体各单位参与结果一致性比对计划的应用软件，包括比对计划明细查看、计划执行过程中的关键事件提示、检测结果自动上报、趋势性结果的偏倚警示、评价反馈报告查看等。

（五）持续性质量改进模块

该模块的主要作用是依据管理端配置的各检验项目的质量目标，对采集的室内质控数据、结果一致性比对数据、质量指标数据进行西格玛度量值的转换计算。"六西格玛"是客观评估检验过程性能的一种量化方法，这种国际公认的风险评估方法可以帮助医学实验室判断需要改进的过程和操作的优先顺序。合理使用"六西格玛"进行周期性的质量评估，并通过纵向的自身趋势性比较和横向的医学实验室比较，可以及时发现自身医学实验室质量管理缺陷，及时改进质量控制方案。

（六）在线教育和考核软件

在线教育和考核软件是集医学实验室人员基本信息维护、课程计划报名、医学实验室人员学习效果查看及定期评估报告生成等功能为一体的医学实验室服务管理功能模块，供医联体各组成单位使用。

为了配合管理端人员教育培训的实施，客户端在线教育模块为医联体各组成单位提供医学实验室人员基本信息的维护以及报名功能。完成报名的医学实验室人员可以通过移动端获取管理端为其定制的课程计划。各单位可以根据实际情况组织医学实验室人员统一进行学习，也可由医学实验室人员自行在移动端利用碎片化时间进行自主学习。客户端还为医联体各组成单位提供了查看各医学实验室人员学习情况的功能，定期更新的排行榜可以很好地激励医学实验室人员完成课程任务。医联体各组成单位还可定期汇总医学实验室人员的学习效果报告，报告内容包括学习时长、考试分数、课程完成数等，并且根据各参数了解医联体评估指标的达成情况。

（七）质量差异化分析模块

质量差异化分析报告指根据医联体牵头单位制订的质量指标，针对未满足质量指标的项目，结合其医学实验室的行为记录进行个性化分析，提出质量整改措施，帮助医联体各组成单位更好地提高医学实验室管理质量。

区域医联体牵头单位为每一个同质化项目制订质量指标，要求其管辖单位每日上传质控数据、质控相关行为数据、失控分析报告等。定期汇总各项目不精密度参数，并与区域内同组数据进行室内质控室间化比对，针对未达到区域质量指标的项目进行多维度分析。结合当月该项目L-J图、柱状图、质控相关行为数据、室间化数据以及历史数据等信息分析该项目未达到质量指标的根本原因，提出整改或改进意见，并定期跟踪该项目达成指标的情况。

区域医联体牵头单位可定期根据差异化分析报告汇总质量较差的项目，以及对医学实验室中常见的不规范操作行为进行分析，在其管辖单位中进行交流分享，以提高区域医学实验室管理质量。

第三节　医学检验质量同质化管理平台信息化建设案例

在长三角一体化区域检验中心联盟内，各医院检验科通过部署检验结果同质化管理平台，可全面掌握检验结果同质化质量情况，为管理和决策提供有力支持。检验结果同质化管理平台具有以下特点。

1. 医学实验室原始数据实时自动采集　平台配套数据实时采集系统和专用设备，与医学实验室 LIS 系统对接后可完成数据的实时采集，可将局域网数据透传到专用设备进行加密编译，将原始数据通过专网安全上报到平台，在数据安全的前提下，保障了检验质量相关数据的真实性、时效性。

2. 可视化实时监管系统　该监管系统通过将数据实时投射在大屏幕，管理者可以直观了解实验室运行现状。与此同时，监管系统支持自动消息推送和消息反馈分析，使管理者与医学实验室人员形成线上沟通机制，提高沟通效率，加速信息传递，规范、简化管理流程，保障了检验质量管理的时效性、有效性。

3. 智能的数据标准化与检验质量数据分析系统　智能的数据标准化系统将医学实验室上报的检测系统信息及原始检测结果自动进行标准化处理，并分类存储，使得检验质量数据分析系统的数据可以快速调用，灵活地制订数据分析策略，自动生成医学实验室质量分析报告，保障质量分析的准确性、全面性、科学性。

4. 灵活、便捷的质量评价系统　系统覆盖同质化评价的全流程，包括监管项目制订、评价标准制订、参与医学实验室的分组、管理进度跟踪、质量评价报告和合格证书的生成、审核、下发。管理人员可以根据数据分析结果灵活调整质量管理标准，自动生成质量管理报表，方便管理人员及时总结工作进展，保障了检验质量评价的及时性、便捷性。

5. 专业的医学实验室日常质量管理系统　平台的医学实验室质量管理系统是一套专业的医学实验室室内质量管理系统，可协助医学实验室进行日常的质量监控、制订个性化质控方案、实时风险预警、自动生成室内质量报表。该系统结合平台的实时消息与反馈系统，可帮助医学实验室精准定位质量问题，督促其制订改进方案，并周期性回顾改进成效，有助于医学实验室快速提高检验质量水平。

长三角一体化示范区暨上海市青浦区医联体非常重视对医联体内医疗机构尤其是社区医院的统一管理和支持，致力于医疗质量一致化、医疗资源均衡化工作，为人们解决实际就医难题。临床检验专业作为设备化程度和数字化程度较高的医疗专业，有着完善的质量管理体系和评估标准，是最具备条件快速实现质量监管和同质化的专业。与此同时，实现临床检验质量统一监管和同质化也面临着种种困难，如检验质量管理需要运用大量数据分析结果，依靠人工进行将会带来巨大的工作量。医联体成员单位地域分散，要实现统一的实时监管，需要投入大量的人员精力，因此实现医联体内医疗机构同质化任重道远。

（徐黎明　李炜煊　龚倩　郑腾龙　宋斌斌　江叶）

第八章
医学检验质量同质化的挑战与趋势

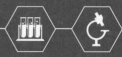

区域医学检验质量同质化建设与管理是当前医学检验领域面临的重要问题。随着我国医疗卫生事业的不断发展和国家新医改政策的实施，医学检验质量同质化水平的提高已经成为医疗服务质量提升的关键因素之一。在医学检验质量同质化的建设过程中，机遇与挑战并存。一方面，我国医学检验领域的技术水平不断提高，医学检验结果的标准化和规范化程度也在不断提高，为医学检验同质化建设提供了有利条件；另一方面，区域医学检验领域也面临着人才短缺、设备不足、技术标准不一、信息化落后、文化融合难度大等问题，这在一定程度上也制约了检验结果的同质化与互认。

一、现阶段医学检验质量同质化面临的挑战

现阶段我国医学检验质量同质化面临的挑战主要包括以下几个方面。

（一）医疗资源分布不均衡，医学实验室间统一"度量衡"受制约

在我国，经济发展不平衡，资源配置不均衡，导致医学检验质量同质化建设存在差异。因此，在推进医学检验质量同质化建设时，应该根据本地区及各医疗机构的实际情况来开展，采取因地制宜的方式，逐步推进，逐层推开。同时，应该加强中西部地区、县级及以下医疗机构的医学实验室建设，提高人员素质，更新检验设备，提高技术水平，从而提高医学检验质量同质化水平。

此外，由于不同医院的医学实验室在检测系统、试剂、校准品、质控品、溯源性、检验程序与过程、质量控制等方面各成一体，加之检验前、中、后过程不确定度的客观存在，导致医学实验室间检测结果的重现性差，准确性和可比性得不到保障。因此，也应该重视加强医学实验室间的交流和合作，推动医学实验室间的标准化建设，制订统一的检验标准和质量控制规范，提高检验结果的准确性和可比性。

（二）行业标准不完善，地方行政干预不足

医学检验质量同质化建设需要相关行政部门的充分调研和制订完善的行业标准，以保障其顺利推进和实施。此外，医疗机构间利益羁绊和地方行政干预力度不足也是推进医学检验质量同质化工作的难点。为了解决这些问题，国家有关部门应当明确医学检验质量同质化建设的组织者与参与者，制订责任分工，并制订准入与退出机制。同时，应该加强政府、医疗机构和行业协会之间的合作与

协调，形成合力，共同推进医学检验质量同质化建设。例如，在新冠病毒感染期间，政府、医疗机构和行业协会之间展开了紧密的合作，共同推动新冠病毒核酸检测同质化，为我国医学检验质量同质化建设提供了可行的思路。

（三）区域信息化建设能力低

在医学检验质量同质化建设过程中，信息技术和区域信息化建设发挥着不可或缺的作用。第一，信息技术能够自动抓取并标准化数据，为医学检验质量同质化提供依据和保障；第二，区域内医疗机构信息化建设能够实现数据互联互通共享，有助于医学检验结果互认、患者历史结果互查、上下转诊和分级诊疗制度落地；第三，区域信息化建设能够助力基层医疗水平提升，通过建立远程信息平台和区域检验信息中心，让患者在基层医院即可享受同等优质检验服务。然而，目前我国尚未真正实现大范围院际信息共享，医疗机构之间信息系统建设缺乏顶层设计，存在着"信息孤岛"和"烟囱数据"等问题，这不利于医学检验质量同质化的发展。有些医疗机构出于自身利益考虑，更愿意"闭门造车"，这也阻碍了信息化技术的应用和推广。因此，推进信息化平台建设，实现信息共建共享、互联互通，是实现医学检验质量同质化、推动医疗同质化的重要条件。同时，需要加强医疗机构之间的合作和交流，以提高医疗协同效率，更好地为患者服务。

（四）医院间文化融合难度大

医院间文化融合是推动医疗同质化发展的重要因素，其可以增强各级医院员工的认同感与归属感，提升凝聚力，从而提高医院的整体质量和服务水平。医院文化建设一般包括精神文化、行为文化、物质文化、制度文化等方面，这需要长期系统规划和不断推进。目前，我国医疗机构的文化建设尚处于初级探索阶段。医疗机构间文化融合的难度大，主要是由于各医疗机构存在学科差异、地域差异和人员素质差异等。因此，在推进医院间文化融合的过程中，需要采取适当的策略，如加强交流合作、强化管理制度等，以促进医院间文化融合。

二、医学检验质量同质化的发展趋势

医学检验质量同质化是医疗服务质量提升的重要因素，在国家新医改背景下，其发展是大势所趋，有助于检验结果互认和分级诊疗制度的推进。

（一）医学检验质量同质化是大势所趋

随着医疗卫生改革的深入发展，医学检验质量同质化是大势所趋。各地应结合自身实际，因地制宜采取医联体、医共体、专科联盟和远程医疗协作网等形式推进同质化建设，最终实现医疗同质化。国家实行全民基本医疗保险制度，特别是基本医疗保险制度的统一与标准化支付制度，是形成基本医疗同质化的根本动力。此外，《医疗机构检查检验结果互认管理办法》（国卫医发〔2022〕6号）的正式实施也对医学检验质量同质化提出了明确要求，为医学检验质量同质化的推进提供了重要的法律依据。

（二）医学检验质量同质化是检验结果互认的基础

医学检验质量同质化是实现检验结果互认的基础。同质化意味着在不同实验室和医疗机构之间，检验结果具有一致性、可比性和准确性。为实现医学检验结果的同质化，国家和地区先后制订了一系列法规、技术规范和操作指南，以确保检验过程的标准化。此外，医学实验室还需要积极参与室间质量评价和比对活动，以评估和监控检测能力。

（三）医学检验质量同质化和结果互认助推分级诊疗制度落地

2015 年 9 月，国务院办公厅印发《关于推进分级诊疗制度建设的指导意见》（国办发〔2015〕70 号），提出建立符合国情的"基层首诊、双向转诊、急慢分治、上下联动"的分级诊疗制度。分级诊疗是按照疾病的轻重缓急及治疗的难易程度进行分级，不同级别的医疗机构承担不同疾病的治疗，逐步实现从全科到专业化的医疗过程。医学检验的发展不仅是提升临床诊疗水平的关键因素之一，也是分级诊疗制度落地的重要抓手。然而，当前由于检验资源分布不均衡、信息化发展水平低、各医疗机构检验能级存在差异和医学检验结果缺乏可比性等，导致医学检验结果非同质化，医疗机构无法互认检验结果，人们更愿意选择"大医院"就诊，使得分级诊疗制度执行起来困难重重。未来，随着医学检验质量同质化和结果互认的深入，分级诊疗制度也将进一步落地。

（四）医联体与医共体促进医学检验质量同质化

医联体与医共体是分级诊疗下的一种医疗资源组合方式，其目的是让优质医疗资源下沉，提升基层医疗服务能力。区域医学检验中心作为医联体、医共体的重要组成部分，是一种集约化的检验模式，其在信息化构建、检验流程、仪器设备、检测方法和人员等方面做到了多个统一，医学检验报告在一定范围实现了"一单通"，进而促进了医联体与医共体内部的医学检验质量同质化。

（五）智慧医疗将引领医学检验质量同质化发展

智慧医疗是使用先进的网络技术建立的以患者为核心的服务平台，实现患者与医务人员、医疗机构、医疗设备之间的良性互动，以保证人们及时获得预防性和治疗性的医疗服务。在医学检验领域，智慧医疗带来的技术变革涉及采血机器人、智能采血管理系统、检验过程智能监控、检验图像智能判读、检验质控智能检测、检验结果自动审核、检验故障智能诊断及处理、检验规则智能学习与完善、检验报告智能反馈与解读等，这将推动医学检验结果的同质化发展。虽然当前智慧医疗的发展还处于早期阶段，数据共享、准确性、隐私等问题仍待进一步解决，但我们相信智慧医疗终将给全国的医疗水平带来智能化、高效化、同质化的应用前景，促进全国医疗事业整体发展。

（六）医学检验质量同质化最终将达成多方共赢局面

医学检验质量同质化最终促成患者、医生、医院和政府多方共赢的局面。对于患者而言，在不同医疗机构间将能够享受同质化检验服务，减少重复检查，节省医疗费用，就医流程更加畅通。对于医生而言，同质化能够降低检验结果互认风险，并有助于全面了解患者诊疗信息，提升医疗效率。对于医院而言，检验结果同质化将有助于医疗质量、效益和服务能级提升，赢得患者口碑，增强市场竞争力。对于政府而言，检验结果同质化推进医疗机构间报告互认，让信息互联、互通、共享成为现实，有利于实现医疗资源优化配置，并助力基层医疗，助推分级诊疗制度落地。

同质化对于检验医学来说是一个较新的概念，但也是亟待践行的理念。实施医学检验质量同质化，可以从标准化体系建设、统一评价指标、检验人员规范化培训、进修与区域大轮岗、区域医疗资源整合、区域一体化信息平台构建、移动医疗互联网建设等方面着手推进。医疗机构管理者和检验人员应积极响应，勇于探索，结合自身发展特点，通过建立健全管理机制，统筹安排人力、财力、物力等资源，在检验医学服务标准化的基础上最终实现医学检验质量同质化。

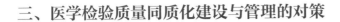

三、医学检验质量同质化建设与管理的对策

医学检验质量同质化有别于商品营销的同质化，是一项系统工程，实现过程更加复杂，要求的技术含量更高，其建设不可简单地理解为检验方法、仪器、试剂的统一，而是通过完善质量管理的过程及达标情况以实现检验结果的同质化与互认。由于目前我国尚无医学检验质量同质化建设与管理具体指导性文件，下面参考《医疗机构检查检验结果互认管理办法》（国卫医发〔2022〕6号）文件，阐述医学检验质量同质化建设与管理的对策。

（一）明确组织管理

在医学检验质量同质化建设与结果互认过程中，明确组织管理是非常关键的。各级卫生主管部门、质控组织、医疗机构和医务人员都需要在各自的职责范围内共同努力，以提高医学检验质量和实现检验结果的互认共享。地方卫生行政部门需要在本行政区域内推进医学检验结果互认管理和支持工作。各级质控组织在卫生主管部门的指导下，制订和完善检验项目质量评价指标和质量管理要求。医疗机构需要严格遵守信息化建设标准和规范要求，加强医疗信息平台建设，建立健全互认工作管理制度，加强人员培训，规范工作流程。牵头医院则需推进医联体内数据信息互联互通，加强医学检验质量控制，提升检验质量水平。医务人员在遵守行业规范的基础上，应努力提高专业水平和服务质量，对符合条件的检验结果应互认。只有通过各方共同努力，才能逐步实现医学检验质量同质化与结果互认，提高医疗服务质量，更好地满足患者需求。

（二）出台实施方案与互认规则

各地卫生主管部门、医院和实验室应根据当地情况制订检验结果同质化建设和互认实施方案，推动跨区域乃至更大范围的结果互认。开展互认的医学检验项目，应具备稳定性、有统一技术标准并便于进行质量评价。对于满足国家级评价指标的检验项目，其互认范围可拓展至全国，而对于满足地方评价指标的检验项目，其互认范围则对应地区。各医疗机构可通过签署互认协议，共同开展室间质量评价，实现检验结果互认。检验结果互认标志推荐为"HR"，并标注相应的互认范围。此外，各地卫生主管部门应指导医疗机构统一报告单样式、梳理互认项目清单并加强公示。医务人员在不影响诊疗安全的前提下应对符合条件的检验结果予以互认，减少重复检验。同时，医疗机构应加强医患沟通，对于未予互认的项目，需解释说明复检目的及必要性。

（三）加强质量控制

为了实现医学检验质量同质化与结果互认，医疗机构的医学实验室应严格执行相关法律法规和行业标准，加强医学实验室质量管理，完善质量管理体系，可将质量考核作为科室负责人综合目标考核的重要指标。医学实验室所使用的仪器设备、试剂耗材等应当符合有关要求，并按规定对仪器设备进行检定、检测、校准、稳定性测量和保养。应规范开展室内质量控制，并按有关要求向卫生行政部门或者质控组织及时、准确报送本机构的室内质控情况等。医学实验室应当按照有关规定参加质控组织开展的室间质量评价与比对活动。已标注医学检验结果互认标志的检验项目参加相应质量评价的频次不得少于半年一次。各地卫生行政部门及其委托的质控组织应当按照有关规定，定期对辖区内医疗机构的检验质量情况进行抽查，抽查工作可按照"双随机、一公开"的方式组织开展。

（四）提供多渠道、多样化支持保障

各级医疗保障部门应积极推进支付方式改革，引导医疗机构主动控制成本，加强医疗服务行为的纵向分析与横向对比，强化基金使用绩效评价与考核。同时，统一各地、各级医疗机构检验收费标准，合理确定医保基金预算总额，不因医学检验结果互认调减区域预算总额和单个医疗机构预算总额。同时，有条件的医疗机构可以将医务人员开展检验结果互认工作的情况纳入本机构绩效分配考核机制，并鼓励各级医疗保障经办机构将开展医学检验结果互认工作的情况纳入医保定点机构评定标准。

（五）强化外部监督

各地卫生行政部门可通过查阅、记录等方式对辖区内医疗机构检验质量、同质化与互认情况等进行监督检查，各医疗机构不得拒绝、阻碍或隐瞒。各地卫生行政部门应当定期开展工作考核，对于违反有关规定的医疗机构及其医务人员严肃查处。卫生主管部门应充分运用信息化手段，对医学检验结果互认和资料共享情况进行实时监测，对问题突出的医疗机构提出改进要求。应完善医学检验结果互认工作考核指标，并将相关内容纳入公立医疗机构绩效考核要求。对于因检验结果互认而产生纠纷的，应明确责任主体，依法依规承担相应责任。对于伪造、隐匿、涂改医学检验结果造成不良后果的，由违规主体依法承担责任。

（陈洪卫　侯彦强　娄晓丽　彭亮　彭荣）

[1] DUAN X, WANG B, ZHU J, et al. Assessment of patient-based real-time quality control algorithm performance on different types of analytical error[J]. Clin Chim Acta, 2020, 511: 329-335.

[2] 程玲, 颜晓红, 王厚照, 等. 检验危急值预警反馈系统的分析和改进 [J]. 国际医药卫生导报, 2018, 24（22）: 3463-3466.

[3] 程南生, 徐宁, 刘姿, 等. 服务供应协同模式在华西 – 成华区紧密型医联体中的应用 [J]. 预防医学情报杂志, 2018, 34（10）: 1346-1348.

[4] 段学成, 周婷婷, 刘明珠, 等. 医学实验室质量管理体系文件控制与改进分析 [J]. 中国卫生产业, 2019, 16（19）: 43-44.

[5] 侯彦强, 倪培华, 郭海涛. 临床标本采集与运送规范 [M]. 上海: 上海交通大学出版社, 2022.

[6] 侯彦强, 孙杰, 龚倩. 区域医学检验中心建设与管理 [M]. 北京: 人民卫生出版社, 2021.

[7] 胡晓波, 李莉. 临床实验室质量管理基础 [M]. 北京: 人民卫生出版社, 2018.

[8] 华孙英, 徐炜新. 区域性集约化医疗服务中心检验危急值跨院协同信息化管理机制应用 [J]. 中国医院, 2018, 22（7）: 60-61.

[9] 贾珂珂, 孙文苑, 聂睿, 等. 免疫透射比浊法常见干扰因素的识别与应对策略 [J]. 检验医学, 2021, 36（4）: 362-368.

[10] 居漪, 李卿, 唐立萍. 中国糖化血红蛋白标准化之路有多远 [J]. 中华检验医学杂志, 2018, 41（11）: 804-807.

[11] 李莎, 欧阳能良, 谢晋烨, 等. 一致性比对工作在推进检验结果互认中的应用 [J]. 检验医学与临床, 2022, 19（3）: 382-385.

[12] 欧元祝, 陈宝荣, 居漪. 临床化学检测的标准化现状 [J]. 检验医学, 2021, 36（3）: 240-244.

[13] 钱丹, 刘畅, 杨聚豪, 等. 异嗜性抗体对孕妇血清甲状腺功能免疫测定值干扰的分析与处理 [J]. 国际检验医学杂志, 2022, 43（5）: 637-640.

[14] 孙刚, 龚静. 分级诊疗背景下医疗检查结果互认实施现状及影响因素分析 [J]. 中国公共卫生, 2019, 35（11）: 1528-1531.

[15] 孙煜, 谢丽娟, 李文敏, 等. 同质化视角下我国县域医疗共同体建设的探讨及思考 [J]. 中国卫生事业管理, 2021, 38（5）: 331-338.

[16] 汤荣睿, 李娟, 刘张玲, 等. 重庆市区域化检验结果互认可行性及质量控制研究 [J]. 国际检验医学杂志, 2018, 39（21）: 2637-2640.

[17] 王华梁, 杨颖华. 医学实验室建设与质量管理 [M]. 上海: 上海科学技术出版社, 2021.

[18] 吴牡丹, 谭剑. 多院区同质化管理的难点与对策分析 [J]. 中国卫生质量管理, 2021, 28（4）: 92-94.

[19] 伍启康, 薛雄燕, 赵光华, 等. 佛山市检验结果互认技术平台的建设与思考 [J]. 现代医院, 2021, 21（3）: 430-433, 436.

[20] 武永康, 刘姿, 应斌武, 等. 城市医疗服务联盟检验同质化创新和实践 [J]. 国际检验医学杂志, 2018, 39（24）: 3114-3117.

[21] 杨双双，陈特，史静，等. 医疗机构间检验结果互认实施现状及存在的问题分析 [J]. 现代医药卫生，2021，37（7）：1237-1239.

[22] 张泰，薛梦，叶栋，等. 同质化中药药学服务探讨 [J]. 中国药事，2021，35（8）：963-966.

[23] 张婷，许健，李志敏，等. "医教研"三轴联动培养医学检验技术专业应用型人才的改革思路与实践 [J]. 中华医学教育探索杂志，2019，18（1）：53-57.

[24] 张霞. 临床检验生化分析前综合质量控制的效果研究 [J]. 临床检验杂志（电子版），2018，7（3）：529-531.

[25] 张贤凤，薛莉. 区域临床检验中心在分级诊疗中的作用 [J]. 检验医学与临床，2020，17（11）：1599-1602.

[26] 周伟燕，刘庆香，刘珍妮，等. 计量溯源性和临床检验参考系统 [J]. 临床检验杂志，2020，38（10）：721-728.

[27] 诸佩超，王青，宋颖，等. 上海市不同等级医院血常规检测结果一致性研究 [J]. 检验医学，2018，33（12）：1140-1143.

Y

Z